> WEB動画も活用して
> スッキリ整理！

理学療法の プロセスと 臨床推論

監修 上杉雅之
編集 西守 隆

執筆者一覧

監修

上杉雅之　　神戸国際大学リハビリテーション学部理学療法学科

編著

西守 隆　　関西医療学園専門学校理学療法学科

著

今岡真和　　大阪河﨑リハビリテーション大学リハビリテーション学部
大野直紀　　りんくう総合医療センター診療支援局リハビリテーション部門
高見武志　　医療法人春秋会城山病院リハビリテーション科
住吉山健太　りんくう総合医療センター診療支援局リハビリテーション部門
田中 涼　　りんくう総合医療センター診療支援局リハビリテーション部門
土井啓子　　医療法人春秋会城山病院リハビリテーション科
峯 諒介　　りんくう総合医療センター診療支援局リハビリテーション部門
宮本誠一郎　りんくう総合医療センター診療支援局リハビリテーション部門

特設サイトについて

- 本書では，QRコードを読み込むことで，実際の症例解説動画などを閲覧することができます
- 動画の閲覧方法は以下の通りです

動画の閲覧方法

記載のURLを入力するか，QRコードで特設サイトにアクセスしてください

https://www.kinpodo-pub.co.jp/ptmovie

パスワード：奥付黒枠内、シール下に記載しております

その他の閲覧方法

- 本書内では，個々の動画のQRコードも配置しています
- 閲覧方法は，上記の手順と同じです
- 該当頁のQRコードからは，対応する動画をすぐに閲覧することができます

※閲覧環境について（2024年7月時点）
- 以下の環境で閲覧できることを確認しておりますが，お使いの端末環境によっては閲覧できない可能性もございます

Windows：11
Macintosh：14.5
Android：14
iOS：17.5.1

- インターネットへの接続環境によっては画面が乱れる場合がございますので，あらかじめご了承ください
- ブラウザは最新バージョンにアップデートしてください
- 本サービスは図書館などの館外貸し出しを目的とする施設では利用できません

監修者のことば

　近年、理学療法士・作業療法士養成施設指導ガイドラインにおいても「社会的ニーズの多様化に対応した臨床的観察力・分析力を養うとともに、治療計画立案能力・実践能力を身につける」ことが挙げられ理学療法プロセスへの理解はますます重要視されています。しかし、今あるテキストでは現場に出たときに対応できないことも多いことが考えられます。そこで、本書は学生や新人理学療法士に向けて、独学で理学療法のプロセスや臨床推論を学習できるように構成されております。

　編集者の西守先生はバイオメカニクスの専門家であり、動作分析をはじめとする論文はもちろんのこと書籍も多く輩出されている方であり、特に「動作のメカニズムがよくわかる実践！動作分析」はベストセラーとなりました。本書も必ず多くの読者の方から支援されると思います。また、本書の対象者は養成校の学生はもちろんのこと、新人理学療法士の実践書としても活躍できるものであると確信しております。目の前で困っておられる患者、利用者の方々に本書を活用し支援されることを切に願っております。

　監修にあたり、できるだけ読みやすさをこころがけました。もし、不適切な用語がありましたらご教授いただければ幸いです。最後に、ご多忙のところ監修者のいろいろなお願いにご協力いただいた編集者・著者の先生方、および、本書出版に労をいとわず尽力くださった金芳堂出版の編集部担当者の方々に深甚なる謝意を表す。

令和6年9月
神戸国際大学　上杉雅之

編集者のことば

　本臨床実習は、学生から理学療法士になる過程で、実習指導者の助言のもとで、患者様との関わりを通して理学療法士が患者様の活動制限、生活上の困難（Difficulty）を把握し、的確な改善策を考える能力（評価プロセスの理解）を養うものです。つまり理学療法士になってから、患者様の生活上の困難に対して改善策を導くまでの病態の整理、検査結果の多角的な解釈、有効な治療戦略の選定などを、自分自身で解決していく術、学習方法を身に着けることです。

　本書の第1章は、学生が評価プロセスを進展させていく手助けとなるよう、また新人理学療法士が患者様の解決策を論理的に説明できるよう、認知領域の理学療法評価プロセスの各工程について押さえておくべき点と、実際の現場ですべき行動を簡潔に記載しています。理学療法評価プロセスを進展していく中で、ロードマップのような通過点となる要所を理解しておく必要があります。評価プロセスで得られた患者情報や検査結果を、リスク管理、理学療法評価や治療に活かすためにリフレクションポイント reflection point を示しています。リフレクションポイントは、日本語で「振り返って考え直す」という意味です。そのほか。医療面接・システムレビューの項は、日常生活活動を構成する機能や姿勢保持・変換動作をロジックツリーとして整理することで、活動制限と基本動作障害との繋がりを論理的に解釈できます。動作観察・分析の項は、新人セラピストは「何を見る、何を評価する？」と苦手意識があるようですが、本書は動作能力を評価するための具体的な手順、そして特に歩行動作の逸脱動作を図入りのチェックリストで示していることで、苦手意識が解消されることを期待しています。

　第2章では、第1章で説明した理学療法評価について、具体的な症例を提示して、下肢の人工関節、脳卒中、心疾患、呼吸器疾患および虚弱高齢者について、患者様の画像所見、血液検査、動作の動画を添えて、疾患別理学療法評価プロセスと臨床推論を具体的な流れを説明しています。第1章の評価プロセスの理解、そして第2章の症例を通して、人工関節、脳卒中だから既定された運動療法をすることはなく、患者個別の理学療法の解決策を説明ができるために必要な教材になると思います。

令和6年9月

関西医療学園専門学校　理学療法学科　**西守　隆**

目次

監修者のことば iv

編集者のことば v

第1章 評価過程（PT評価プロセス）

（西守隆） 1

はじめに 2

第1節 情報収集 3

1 理学療法の情報収集の目的 4

第2節 医療面接・システムレビュー（簡易的ADL評価を含む）

.... 10

1 現在の活動状況の把握 10

2 苦痛や障害を呈する以前の活動状況 15

3 活動制限を修飾する「支援力」と「構造物的な障壁」の把握 16

4 システムレビュー 16

第3節 改善すべき基本動作の選定 −基本動作障害の要素的共通性を考える− 17

第4節 動作観察と動作分析 20

1 静的姿勢保持能力と動的姿勢保持能力の分析手順 21

2 歩行動作の分析手順 24

3 歩行観察の捉え方 39

4 実際の生活の場での基本動作の遂行能力 41

第5節 検査測定 42

1 検査項目を抽出 44

| 第 6 節 | **統合と解釈** | 71 |

第 6 節 統合と解釈 71

第 7 節 目標設定と問題点抽出 75

第 8 節 治療方針・プログラム設定 78

1 運動の処方：FITT の方式（frequency-intensity-time-type） 79

2 運動学習 79

第 2 章
各疾患の
PT 評価プロセスと臨床推論

83

第 1 節　運動器疾患 84

1 人工股関節全置換術（THA）（大野直紀） 84

2 人工膝関節全置換術（TKA）（高見武志） 97

第 2 節　神経疾患 110

1 脳血管障害（急性期）（田中 涼，大野直紀） 110

1 脳血管障害（回復期）（高見武志・土井啓子） 125

第 3 節　内部疾患 138

1 呼吸器疾患（細菌性肺炎，COPD 急性増悪）（住吉山 健太，大野直紀） 138

2 心不全（峯 諒介，宮本誠一郎） 153

第 4 節　生活期リハビリテーション 170

1 アルツハイマー型認知症（今岡真和） 170

索引 189

プロフィール 194

vii

第 1 章

評価過程
（PT評価プロセス）

はじめに

(西守 隆)

学生が実習施設で実習を行う理由は，学校で習った知識や技術を実践する力につなげるためです．

臨床実習は，指導者がすべてを教えてくれません．指導者からすると，実習生には主体性（自分の意思・判断で行動しようとする態度）をもって自己学習に励み，患者に対しては思いやりの態度をとるべきです．社会人としてみられることの自覚をもつべきです．これから指導していただく指導者やリハビリテーション科のスタッフや他関連職種，そして最も大切な患者に，敬意と感謝の気持ちをもって行動をとるべきです．

まずは，挨拶は，元気よく，そして「実習の場を提供してくださり，ありがとうございます」という感謝がわかるような，場に応じた声の大きさと一礼の態度をとれるよう，心がけが必要です．

臨床実習は，指導者の指導のもと，患者に対しての理学療法評価と治療に部分的に参加し，患者の訴えや症状から病態を推測して，適切な検査方法を選択し，患者に最も適した治療を決定し，認知的思考プロセスを経験することです．本書では，実習生が患者に対して理学療法評価を実践していく評価プロセスを，ロードマップ（実習を進展させるための道筋）に見立てて解説します．

臨床実習の教育目標＜日本理学療法士協会＞[1]

①社会的ニーズの多様化に対応した臨床的観察力・分析力を養うとともに，治療計画立案能力・実践能力を身につける．

②各障害，各病期，各年齢層を偏りなく対応できる能力を養う．

③チームの一員として連携の方法を習得し，責任と自覚を培う．

第1節

情報収集

（西守 隆）

一連の理学療法評価プロセスを 図1-1 に示します[2]．それぞれのプロセスでの目標や考え方を理解し，ロードマップ形式のように次の工程にスムーズに進展していきます．

まずは，**患者の状態について診療記録（カルテ）をみましょう**．

実習生はカルテをみるときには，まずは**患者の健康状態，診断名，既往歴，診療内容，検査結果および環境的情報などをメモに書き留めます**（図1-2）．その後，書き留めた情報収集のメモ書きをもとに，下記に記述する理学療法の情報収集の目的につながるように，情報を整理しましょう．

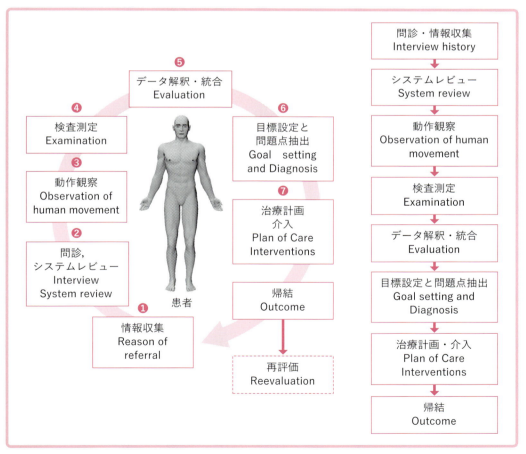

図1-1 評価プロセス

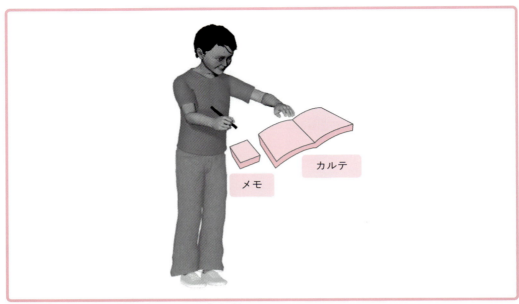

図1-2 カルテの情報を，メモに書き留める

1. 理学療法の情報収集の目的

❶ 診断名から病態の把握

　カルテに記載されている疾患名・診断名から，どのような症状（symptom）が生じるかの「病態生理」の把握は欠かすことができません．病態生理とは，疾患によって身体にどのような正常な機能が低下して，身体構造・心身機能の機能障害を引き起こし，患者が主観的にどのような症状を感じ，日常生活に苦痛を感じているかを解釈することです（図1-3）．

　例えば，心不全の患者であれば，「心臓」の働きを再学習しましょう．心臓の働きは心収縮によって左心室から，全身の末梢組織に酸素・栄養を含む血液を送ることです．「心臓」の働きが低下すると，全身へ血液を供給できなくなります．いわゆる心拍出量の低下が生じます．心拍出量の低下によって末梢に血液が供給できなくなり，末梢循環不全が生じます．また心臓から肺への血液の逆流により肺うっ血による呼吸症状が生じ，日常生活での作業や生活に支障をきたします．

　図1-4 〜 図1-8 に，代表的な臓器不全による症状を示しています．それらがどのような機序で症状を引き起こすかを学習しましょう．

　症状によって生活上の困難（difficulty），制限される活動，いわゆる活動制限を想定できます．またそれらの症状が生じる機序を理解することで，第5節の検査測定の工程（→P.42参照）において，疾患や既往歴から考えられる症状をもとに，検査項目を挙げることにも通じます．

　まずは教科書で診断名の病気を調べます．病気によって症状が出現する機序・病態が記載

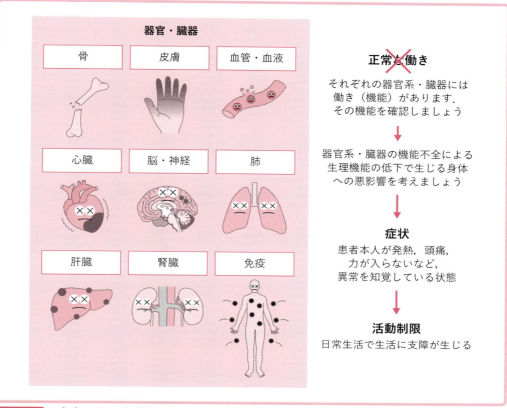

図1-3 疾患からの病態生理

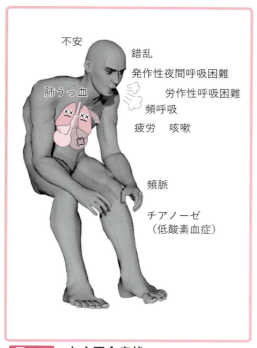

図1-4 左心不全症状

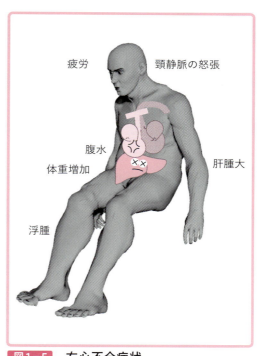

図1-5 右心不全症状

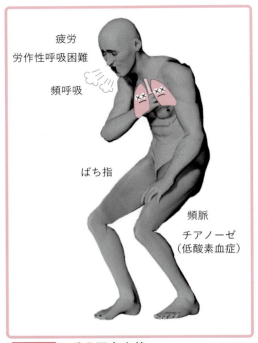

図1-6　呼吸不全症状

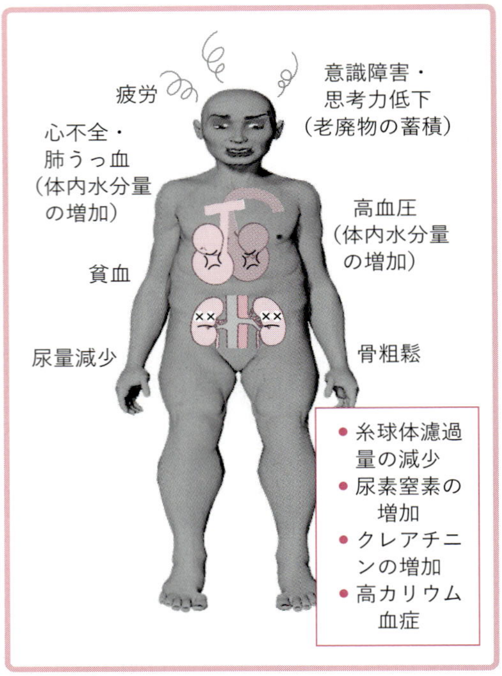

図1-7　腎不全症状

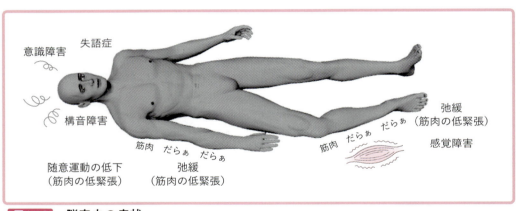

図1-8　脳卒中の症状

されています．調べる中で専門的な医学的用語が記載されているので，生理学や解剖学の教科書でその意味を調べて，自分の言葉で説明できるまで理解していきましょう．

2　全身状態の把握とリスク管理

　診断名が同じだからといって，症状は一様ではありません．病気による解剖学的な欠損，生理学的な機能低下の度合いによって，症状の出現や重症度の程度が変わってきます．
　前述の「①診断名から病態の把握」で，診断名から生じる可能性のある症状を理解しまし

た．次に診断名を決定づけた解剖学的欠損，生理学的な機能低下が，どの程度実際に生じているか，自分でも確認しましょう．

　健全な人であれば適度な運動によって健康増進が期待されますが，診断名や既往歴に心不全や呼吸不全が記載されている患者の場合では，理学療法の手段として用いられる運動によって各器官系に過度な負荷が加わり，悪影響を及ぼすことがあります．そのため各臓器の機能が健全であるか，また機能不全がある場合には，その機能不全の程度を確認する必要があります．

　臓器が健全であるか，機能不全がどの程度であるか，または症状を引き起こす原因となる生体機能について，血液データの値をチェックしましょう（図1-9～図1-11）[3]．

　それら収集した検査値から機能不全の程度を把握し，リハビリで実施できる運動の許容範囲の程度，臓器不全の症状を想定し視診にて確認して，リスクを最小限にとどめます．

　例えば，骨折の場合では，骨折線が関節面にかかる場合は直接的に関節運動に影響を与えるので，可動域制限や関節運動時の痛みに強く関わります．

　脳血管障害であれば，脳のMRIやMRA，CTなどで脳損傷の部位の領域の大きさをみて，運動麻痺の程度や病巣に関連する症状を検討しましょう．

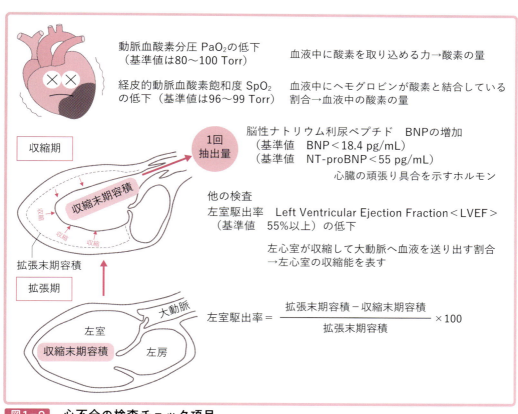

図1-9　心不全の検査チェック項目

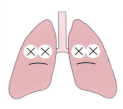

	血液のpH （基準値は7.4±0.05）	血液はpHが増加するとアルカリ性，pHが低下すると酸性になります 特に換気障害による呼吸不全は，pHが低下します
	動脈血酸素分圧 PaO_2 の低下 （基準値は80～100 Torr）	血液中に酸素を取り込める力→体内の酸素の量 肺胞から肺毛細血管への酸素の受け渡しができないときにPaO_2が低下します
	動脈血二酸化炭素分圧 $PaCO_2$ の上昇 （基準値は40±5 Torr）	血液中に二酸化炭素を取り込める力→体内の二酸化炭素の量 体内の二酸化炭素を換気不全で吐き出すことができないときに，$PaCO_2$が上昇します
	重炭酸イオン HCO_3^- の上昇 （基準値は24±2 mEq/L）	重炭酸イオンは，アルカリ性です．呼吸不全で二酸化炭素が体内に過剰にたまると酸性化しやすいので，アルカリ性の重炭酸イオンが増加して体内のpHを調整しています

図1-10 呼吸不全の検査チェック項目

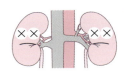

	尿素窒素（blood urea nitrogen：BUN）の上昇 （基準値は8～23 mg/L）	尿素窒素（BUN）は，腎臓で濾過されて尿中へ排出されますが，急性や慢性の腎不全などで腎臓の働きが低下すると，濾過しきれない分が血液中に残ってしまい，尿素窒素の値が高くなります
	クレアチニン（creatinine：CRE）の上昇（基準値は男性 1.1 mg/dL以下，女性 0.8 mg/dL以下）	クレアチニンは，体内でアミノ酸がエネルギーとして消費された残りかす（老廃物）です．血液に含まれていて，腎臓で濾過され，尿中に排泄されます
	血液のpH （基準値は7.4±0.05）	腎不全により水素イオン H^+（酸）の排泄が不十分になると，体内では酸性化になります．いわゆる代謝性アシドーシスになります
	K^+イオン の上昇 （基準値は3.5～4.9 mEq/L）	腎機能が低下すると，カリウムの尿中への排出が低下して，血液中にカリウムイオンが多い，高カリウム血症が生じます
	推定糸球体濾過値 Estimated glomerular filtration rate: eGFRイオン の低下 （基準値は90～110[mL/分/1.73 m^2]）	血清クレアチニン値，年齢，性別から糸球体濾過能力を推算するもので，腎機能低下で糸球体濾過値が低下します

図1-11 腎不全の検査チェック項目

❸ 医師・他部門の治療方針の確認

　主治医が患者に対してどのような治療方針を計画しているか，医師から患者もしくは家族に，現在の病状や今後の治療方針などをどのように説明しているかを，カルテの記載内容，または直接的に医師から確認しましょう．

　我々セラピストもチーム医療の一員として，主治医の治療方針，看護の看護目標に通じるような理学療法目標を設計するために，必要不可欠な情報となります．

　なお「ムンテラ」は，医師から患者もしくは家族に，現在の病状や今後の治療方針などを説明することをいいます．

情報収集のリフレクションポイント

　理学療法評価プロセスを進展していく中で，ロードマップのような通過点となる押さえ所があります．本書ではそれぞれのプロセス工程で，リフレクション（振りかえり）ポイントを記述しています．

理学療法評価リフレクションポイント（情報収集）

情報収集　リフレクション　ポイント		
1	診断名から生じる症状を理解していますか？　診断名と症状，障害像は一致していますか？	☐
2	収集された情報で疾患に起因する症状の内容，共通していること，共通していないことは何でしょうか？	☐
3	収集された情報の意味づけ（全身管理やリスク管理項目，理学療法への留意点）はどのように考えますか？	☐
4	患者・その家族の病気への理解（病識）は？　理学療法の必要性をどのように理解していますか？	☐
5	患者の目標を立案することができますか？　患者の目標に影響を与える情報はどのようなものですか？　その理由は？	☐
6	情報収集の内容から，他の関連職種への診療依頼をする必要性がありますか？　その理由は？	☐

(Atkinson HL, et al. A tool clinical reasoning and reflection using the internationa classification of functioning, disability and health framework ad patient management model. Physical therapy. 2011; 91: 416-430 より作成)

第2節 医療面接・システムレビュー（簡易的ADL評価を含む）

（西守 隆）

1. 現在の活動状況の把握

情報収集の工程で入手した疾患名や既往歴をもとに，症状から想定される活動制限を，直接，患者に具体的な手順や方法を問うことで把握します．図1-12に身のまわり動作に関わる必要な姿勢保持能力や機能を示しています[3]．

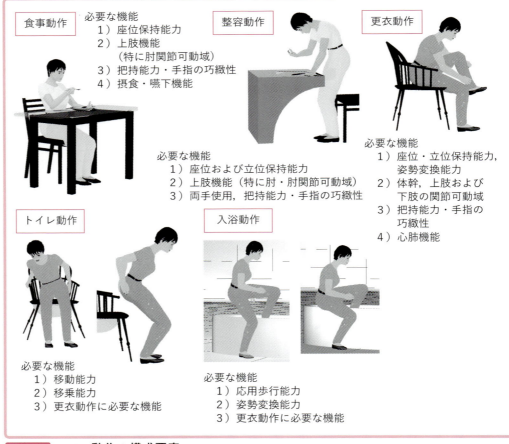

図1-12　ADL動作の構成要素

疾患や既往歴の病気により，その機能を損ねる可能性のある場合，その身のまわり動作に支障が生じて，活動制限が生じます．活動制限がある場合には，健常で行っていたような方法とは異なり，動作方法・条件，および手順を変えて身のまわり動作を遂行します．以下に，患者にADLの遂行方法を確認する際のチェック項目を示します（図1−13〜図1−21）．例えば更衣動作では，靴下を着衣する場合，以前は立位で可能であったが，現在は座位でのみ履くことができる．そのように活動を遂行する姿勢を変更して，安全性を補償して遂行しているなどがあります．食事動作では，箸を操作するための把持機能・つまみ機能が低下している場合，箸よりも巧緻性を必要としないスプーンなどを利用して遂行します．起立動作では，以前は上肢支持なしでも可能であったが，上肢支持の条件があるときのみ立ち上がりができる，動作を達成するために必要条件が限定されることが少なくないです．

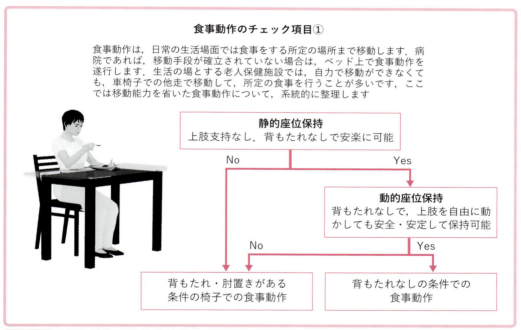

図1−13 食事動作の動作方法①

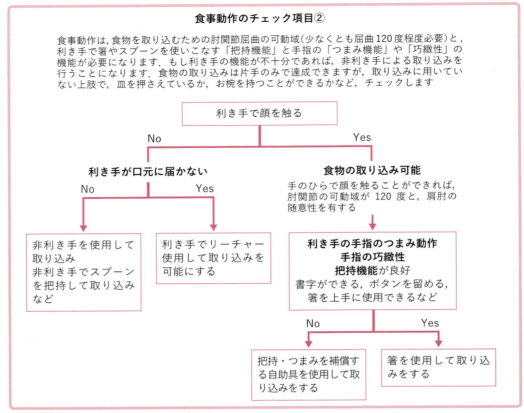

図1-14　食事動作の動作方法②

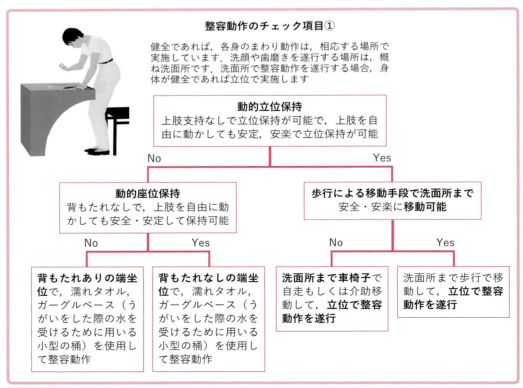

図1-15　整容動作の動作方法①

整容動作のチェック項目②

健全であれば整髪，洗顔や歯磨きを遂行するには，「両手の使用」にて行います．それらの整容動作には，両手の「把持機能」，手指の「つまみ機能」「巧緻性」の機能をチェックします．また整髪のように手で頭を触るには肩関節の屈曲90度以上，外転110度以上と外旋30度以上可動域と，肘関節屈曲120度の可動域が十分になければいけません

「両手」の把持機能，手指のつまみ動作，手指の巧緻性が良好
ペッドボトルのキャップを外す，ボタンを留める，両手で卵を割るなどを聞き取る

- No →
  - **片手 把持機能，手指のつまみ機能 巧緻性がある**
    - No → 姿勢保持能力に応じた姿勢で，介助下で整容動作を遂行
    - Yes → 姿勢保持能力に応じた姿勢で，「片手」を使用して，断続的な手順で整容動作を遂行
      機能を有する片手で，歯磨き粉のキャップを外し，置いてある歯ブラシに歯磨き粉をつける，歯磨きをするなど
- Yes →
  - **両手で後頭部を触るなど，両上肢の肩関節屈曲90度，外転110度，外旋30度以上および肘関節120度以上**の可動域を有しているかチェックする
    - 片側上肢の可動域は良好 No → 姿勢保持能力に応じた姿勢で，「片手」を使用して，断続的な手順で整容動作を遂行
    - Yes → 姿勢保持能力に応じた姿勢で，「両手」を使用して整容動作を遂行

図1-16 整容動作の動作方法②

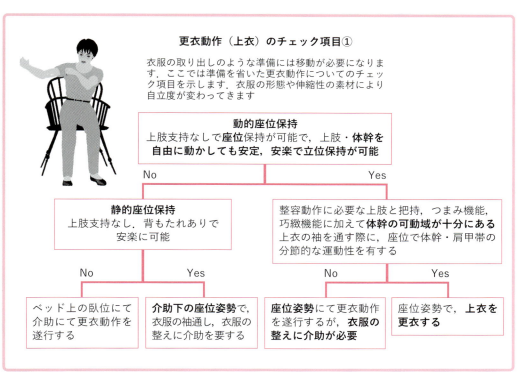

更衣動作（上衣）のチェック項目①

衣服の取り出しのような準備には移動が必要になります．ここでは準備を省いた更衣動作についてのチェック項目を示します．衣服の形態や伸縮性の素材により自立度が変わってきます

動的座位保持
上肢支持なしで座位保持が可能で，上肢・体幹を自由に動かしても安定，安楽で立位保持が可能

- No →
  - **静的座位保持** 上肢支持なし，背もたれありで安楽に可能
    - No → ベッド上の臥位にて介助にて更衣動作を遂行する
    - Yes → 介助下の座位姿勢で，衣服の袖通し，衣服の整えに介助を要する
- Yes →
  - 整容動作に必要な上肢と把持，つまみ機能，巧緻機能に加えて**体幹の可動域が十分にある**
    上衣の袖を通す際に，座位で体幹・肩甲帯の分節的な運動性を有する
    - No → 座位姿勢にて更衣動作を遂行するが，衣服の整えに介助が必要
    - Yes → 座位姿勢で，上衣を更衣する

図1-17 更衣動作の動作方法①

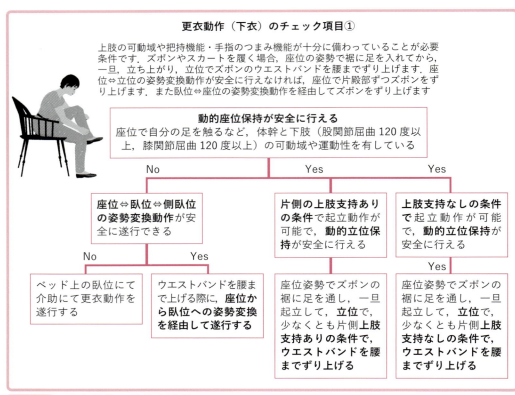

図1-18 更衣動作の動作方法②

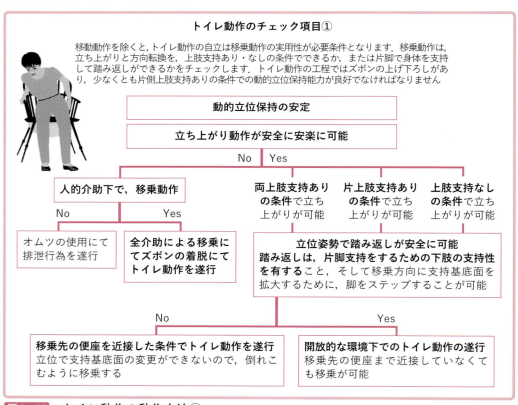

図1-19 トイレ動作の動作方法①

トイレ動作（移動に関わる）のチェック項目②

便器を設置してある場所までの移動がトイレ動作に関わりがあります．歩行であれば，独歩，歩行補助具の条件・用具および車椅子での自走・他走であるかをチェックする必要があります．それらの条件で移動が確保できない場合は，ポータブルトイレを使用した移乗動作を必要条件とするトイレ動作の遂行となります

便器が設置してある場所まで歩行による移動手段で自立

- No → 人的介助下で，移乗動作
- Yes
  - U字型歩行器／固定式歩行器／両松葉杖による移動条件：両上肢支持の条件で移動可能で，単脚支持期が安定している
  - 片松葉歩行による移動手段：片側上肢支持の条件で移動が可能で，単脚支持期が安定している
  - 独歩による移動手段：上肢支持なしでの移動か可能で，単脚支持期が安定している

図1-20 トイレ動作の動作方法②

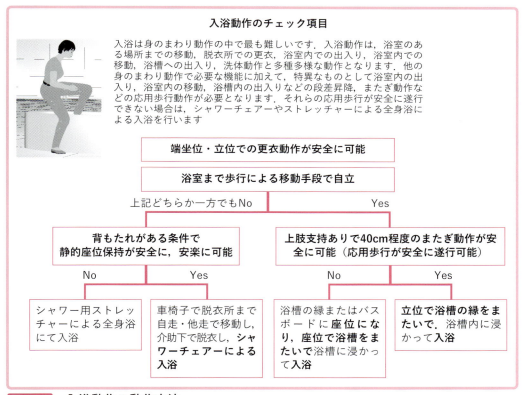

入浴動作のチェック項目

入浴は身のまわり動作の中で最も難しいです．入浴動作は，浴室のある場所までの移動，脱衣所での更衣，浴室内での出入り，浴室内での移動，浴槽への出入り，洗体動作と多種多様な動作となります．他の身のまわり動作で必要な機能に加えて，特異なものとして浴室内の出入り，浴室内の移動，浴槽内の出入りなどの段差昇降，またぎ動作などの応用歩行動作が必要となります．それらの応用歩行が安全に遂行できない場合は，シャワーチェアーやストレッチャーによる全身浴による入浴を行います

端坐位・立位での更衣動作が安全に可能

浴室まで歩行による移動手段で自立

- 上記どちらか一方でもNo
  - 背もたれがある条件で静的座位保持が安全に，安楽に可能
    - No → シャワー用ストレッチャーによる全身浴にて入浴
    - Yes → 車椅子で脱衣所まで自走・他走で移動し，介助下で脱衣し，シャワーチェアーによる入浴
- Yes
  - 上肢支持ありで40cm程度のまたぎ動作が安全に可能（応用歩行が安全に遂行可能）
    - No → 浴槽の縁またはバスボードに座位になり，座位で浴槽をまたいで浴槽に浸かって入浴
    - Yes → 立位で浴槽の縁をまたいで，浴槽内に浸かって入浴

図1-21 入浴動作の動作方法

2. 苦痛や障害を呈する以前の活動状況

今回の主訴や苦痛，および症状を自覚する以前の活動状況を，医療面接（問診）で本人から確認します．以前の活動内容を知ったうえで，今回の病気，疾患の増悪や受傷後に生じた

活動低下が，活動制限の対象になります．

　以前の活動状況を把握する重要な視点は，個人の役割機能（role function）です．個人の活動は，基本的なものは共通していることがありますが，社会的・職場内および家族内での役割は個人特有（個人要因）なものです．そして役割機能は年齢にも大きく左右されます．

　例えば，以前の生活の社会的な役割機能として，30歳男性で営業職の仕事では，職場まで通勤が不可欠で，通勤経路によって交通公共機関の利用，そして営業での言語的コミュニケーションや説明力などの言語機能や認知機能を有していたことと推測されます．そして今回の病気による「1. 現在の活動状況の把握」と対比することで活動制限を考えます．その他，以前の活動で家庭内の役割では，風呂掃除，ゴミ出し，ペットの散歩などを具体的に聴取することで，患者個人の活動制限を明確にできます．

3. 活動制限を修飾する「支援力」と「構造物的な障壁」の把握

　特定の機能障害により生じる活動制限は，環境因子・個人因子および罹患部以外の残存機能によって修飾されます．環境因子では，患者の障害を軽減してくれる支援力，つまり世話人が時間を割いて患者に寄り添って介助や誘導をしている人力の程度です．

　構造的な障壁は，建築物や家具の配置による動作を妨げるものです．実生活の場での移動や身のまわり動作の活動状況を聞き取りする際に，転倒した場所について，住環境の見取り図と照らし合わせて聞き出しましょう．

　個人因子では，社会復帰への意欲，障害に対する対応力を，リハビリ経過中に，患者の行動やセラピストとのやり取りの中で観察し，そのエピソードを記録しましょう．

4. システムレビュー

　システムレビューとは，情報収集や問診を聴取した後，患者と対面して，口頭指示を与えて徴候や症状，そして機能障害の重症度，および健全な部位・残存能力，認知能力，器官系（身体系，神経学的，筋骨格系，心臓呼吸器系，皮膚系など）の状態をスクリーニング（大雑把に問題がありそうかを視診にて確認）する作業です．それらの口頭指示によるスクリーニングにて，個別的な検査項目を抽出する必要性を考えます．

　また，問診中においても立ち上がりのような簡単な動作課題を遂行してもらいます．患者は，安全確保のために自然に肘置きなどをもって支持基底面を拡大し立ち上がろうとするかなど，危険回避能力・自己管理能力，単純な課題の実行能力を判断します．これらは身体機能・心身機能の検査で数量化しづらい内容ですが，最終的な目標設定に大きく影響します．

第3節

改善すべき基本動作の選定
－基本動作障害の要素的共通性を考える－

(西守 隆)

　第1節の情報収集，第2節の医療面接とシステムレビューから，今回の病気や怪我で生じた活動制限に関連性のある基本動作を考えます[3,5]．具体的な方法として，第2節 医療面接・システムレビューの 図1-12 （→P.10）で示した各身のまわり動作に関わる必要な姿勢保持能力や機能をもとに，共通性の高い条件別の姿勢保持能力の低下，基本的動作能力の低下を抽出します（図1-22）．それが現在，患者が運動・活動ができる許容範囲内で患者の最も本質的な問題となる基本動作です．それらの各身のまわり動作に共通した要素的な基本動作障害を，次の動作観察のプロセスで逸脱動作を観察します．

整容動作

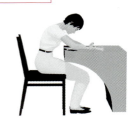 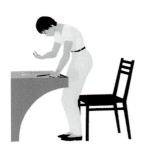 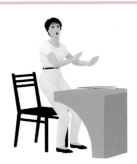

〈しているADLの方法〉
- 洗面所まで車椅子移動
- 移乗動作は，片側上肢で可能
- 洗顔は車椅子専用の洗面台で座位で遂行

〈できるADLの方法〉
- 片側上肢支持の条件で，動的立位保持が可能であるが，座位で洗顔するほうが実用性がある

〈できないADLの方法〉
- 両手上肢支持なしの条件では，動的立位保持ができない

トイレ動作

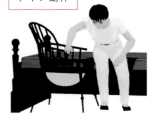 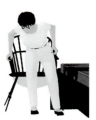 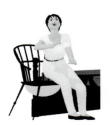 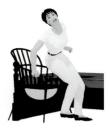

〈しているADLの方法〉
- 片側上肢支持の条件で，ポータブルトイレを使用して動作遂行可能
- 片側上肢支持の条件で，ズボンの上げ下げは可能

- 片側上肢支持の条件で，踏み返しなしで移乗動作が可能

〈できないADLの方法〉
- 上肢支持なしの条件で，ポータブルトイレへの移乗は不可能

- 上肢支持ありの条件で，踏み返しのステップができない

基本動作障害の要素的共通性を考える
（共通してできない基本動作の条件）

改善すべき基本動作
　両上肢支持なしの動的立位保持能力

選定理由
　片側上肢支持ありの条件では，閉鎖的な環境下で動的な立位保持が可能である．今後，患者の心理的苦痛を取り，最適な環境での排泄を援助するために，両上肢支持なしで立位保持能力が向上すれば，開放的な環境での移乗動作や立位で下衣の上げ下げも安楽に行うため

図1-22　改善すべき基本動作の選定

医療面接のリフレクションポイント

理学療法評価リフレクションポイント（医療面接・障害像の把握）

障害像の把握	リフレクション　ポイント	
1	得られた情報（診断名や既往歴）から，活動制限を列挙することができていますか？	☐
2	以前の生活での役割機能はどのようなものがありますか？ その役割機能で欠かせない活動はどのようなものがありますか？	☐
3	活動制限の主体となる病名（診断名や既往歴）は何でしょうか？	☐
4	活動制限を引き起こす基本動作障害の主体は，どのようなものが考えられますか？　その理由は？	☐
5	患者の予後（最終的な，機能障害や，移動手段・生活内容）をどのように考えていますか？	☐

（Atkinson HL, et al. A tool clinical reasoning and reflection using the internationa classification of functioning, disability and health framework ad patient management model. Physical therapy. 2011; 91: 416-430 より作成）

第4節 動作観察と動作分析

（西守 隆）

　セラピストが行う動作観察・分析の最も重要な目的は，患者の基本動作の遂行能力と，実際の活動場面の実用性（自立度）を関連させることです．動作観察の課題は，第3節で選定した活動制限と関連性のある条件別の基本動作（改善すべき基本動作）です．その改善すべき基本動作の遂行能力が，実生活上で実用性を有しているのかを，実際に動作をみて判断します．

　患者の実生活上の環境（病棟のベッド硬さ・高さ，自宅の玄関の高さや手すりの有無など）は，患者個別で千差万別であるため，動作観察の導入では一般的に，リハビリテーション室で日常生活上の備品で標準的に規格化された寸法の物理的環境下で，基本動作の遂行能力を動作水準で評価します[6]．そして動作能力の向上に従って環境条件の変化（開放性の環境条件）を通して，患者の課題遂行の適応性をみて判断します（図1-23）．

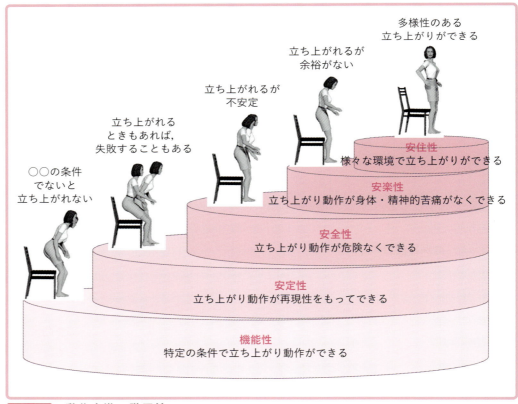

図1-23　動作水準の階層性

1. 静的姿勢保持能力と動的姿勢保持能力の分析手順

静的姿勢保持とは，座位もしく立位の姿勢保持が静止できる能力のことです．動的姿勢保持とは，座位もしくは立位姿勢保持し，身体を傾ける，あるいは，姿勢を保持できる能力のことです．日常生活でその姿勢を実用的に遂行するには，動的姿勢保持が良好でなければなりません．すなわち座位で上衣を着衣する，立位で靴紐を結ぶなど，姿勢を保持しながら身体各部位を自由に動かせることが不可欠です．

星ら[7]は，姿勢保持能力（姿勢の安定性）について，3つの段階付けをして整理しています（図1-24）．

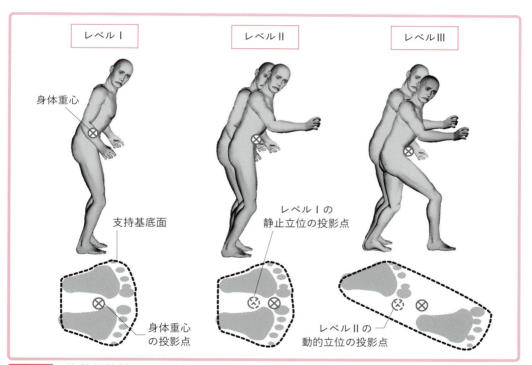

図1-24 姿勢保持能力の3段階

レベルⅠ：静的姿勢保持能力．これは座ったまま，立ったまま，その姿勢で静止できるというものです．つまり支持基底面内に身体重心を静止できるものです．

レベルⅡ：動的姿勢保持能力．これは座位や立位の状態で，身体全体もしくは一部を動かしても姿勢を保持できるものです．随意的もしくは自律的に身体の全体もしくは一部を動かすことで重心が変動しても，支持基底面内に重心を投影できる能力を有するものです．

レベルⅢ：姿勢変換動作や移動動作．座位や立位で身体全体もしくは一部を動かして，身体重心が支持基底面を超えて移動した場合に，ステッピングや壁に手を着くように新たに

支持基底面を確保して，身体重心を支持基底面内に投影して姿勢を保持できるものです．レベルⅠ，Ⅱ，Ⅲの順で難しくなりますので，理学療法において，その順序性を理解して動作練習を試み，動作遂行能力を判断します．

ここでは，立位保持能力の観察の手順を説明します．

立位保持の観察では，身のまわり動作で共通する姿勢保持障害の条件（両上肢支持，片側上肢支持，上肢支持なしなど）で，どの程度の姿勢保持能力があるかを判断します．

① 静的立位保持の動作観察の捉え方 [8]

図1-25 では両上肢支持の条件を示しています．立位を保持することが機能的に可能か否かを試みます．可能であれば，保持時間を記録します．そして左右下肢にそれぞれ体重計の上に載せて，荷重量を計測します．それで立位姿勢の非対称性を示すことができます．

観察の記録は，足部の支持基底面の広さ（肩幅ぐらい，肩幅より小さい，肩幅より大きいなど）を記載します．同じ患者でも支持基底面の大小で立位保持が可能な否かが変わってきます．次に，全体的なアライメントの記録です．静止立位の状態で，前額面では両足部間の中央に対して，矢状面では重心線が通る外果の位置に対して，骨盤が空間上でどの方向（直上，前後，左右）に位置しているかを記載します．これは身体重心が支持基底面内でどの位置に投影しているかの目安になります．最後に，骨盤より上位の体幹が鉛直位であるか，それともどちらに傾斜しているかを付け加えます．体幹傾斜は支持基底面内に重心が投影するための代償として利用していることが多いです．

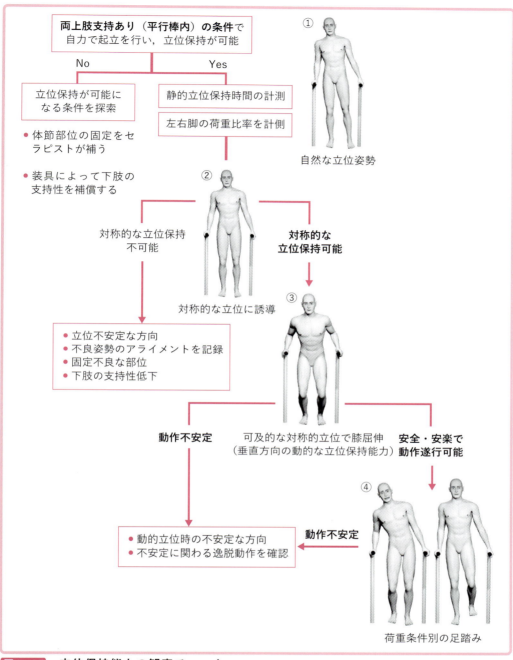

図1-25 立位保持能力の観察チェック

図25-①：立位が保持できなかった場合，どの方向に倒れそうか，下肢の支持性がないためか，下肢の支持性はあるが体幹が鉛直位に保てないためか，どの部位にどの程度の介助量が必要かを記載しましょう．介助量の目安として，四肢の末梢部位を介助する程度であれば「軽介助」，四肢の中枢部位を介助する程度であれば「中等度介助」，体幹を介助して身体全体の重みを支える程度であれば「全介助」として考えます．

② 動的立位保持の動作観察の捉え方

図25-②：①で示した自然な静的立位保持は，庇った立ち方をしていることが多いです．そのため対称的な立位となるように，両足部間の支持基底面の中央に，身体重心を投影できるかを確認します．対称的な立位がとれない場合，どの方向に倒れそうか，下肢の支持性がないためか，下肢の支持性はあるが体幹が鉛直位に保てないためか，どの部位に抵抗感を感じるか，対称的な立位を保持するためにはどの部位にどの程度の介助量が必要かを記載しましょう．

図25-③：ほぼ対称的な静的立位保持ができれば，その状態から身体全体もしくは一部を動かして，倒れないか？　つまり動的立位保持能力の程度を確認します．**図1-25**は両側上肢支持の条件での立位の例ですので，両上肢を支持しながら行える重心上下動時の下肢支持性や制御能力を確認します．または両側上肢支持から少しの時間だけ片手を平行棒から外してみるなど試みて，上肢支持量や支持基底面の減少に伴う動的立位保持能力を確認します．ふらつきがみられた場合，患者は平行棒を支持して転倒を回避しようとする「危険回避能力・自己管理能力」を確認します．

図25-④：立位での両脚支持での前後・左右の重心移動による安定性が十分にあると確認されれば，歩行や移乗動作時のステッピングに備えて，連続的に足踏みを行うことで単脚支持の下肢支持性と姿勢保持能力を確認します．多くの場合，患側下肢の単脚支持が不十分で，健側下肢を床から挙げることができない，もしくは短時間でしか床から挙げることができないなど見受けられます．それらの多くの原因は，患側下肢の単脚支持時間の減少であり，単脚支持期の減少は下肢支持性の低下を示すものです．下肢の支持性低下の原因を探すために，足踏みなどの動作時の特徴的な異常アライメント，いわゆる逸脱動作を観察します．

2. 歩行動作の分析手順

　下肢障害患者において平行棒両手支持の条件では，両上肢で上半身の質量を免荷できるので，逸脱歩行（異常歩行）が顕著にみられることは少なくなります．リハビリの経過とともに，上肢支持の免荷割合を減じてくると，逸脱歩行がみられます．また患者の自然な歩行は，歩行速度が遅く，歩幅も短いです．すなわち，患者が自発的に歩いた場合の動作観察では，逸脱動作は少なくなります．そのため，患者の歩行観察をする際，自発的に歩いてもらった場合以外に，それよりも歩行速度を速くした条件や歩幅を広げた条件での歩行動作（拘束条件での歩行動作）を観察することで，逸脱動作が顕在化してきます．

　歩行動作の逸脱動作は，歩行周期の各期に特徴的なものがあります（**表1-1**）．それらの逸脱動作が生じる原因である機能障害は複数存在します（**表1-2**～**表1-15**）．例えば，初期接地でみられる「過度な体幹前傾」を引き起こす機能障害は，股関節伸展筋の筋力低下，足関節背屈の可動域制限，膝関節伸展筋の筋力低下と複数あります．逸脱動作を観察することで，ある程度の

機能障害を推測できます．それらの推測した機能障害が，本当に機能低下があるのか，その程度を，次の検査測定の結果で照合します．

表1-1 歩行周期別の逸脱動作

観察による歩行分析チェックリスト

障害のある下肢側：

R ☐　L ☐

	逸脱動作が多く見られる期		体重受理		単脚支持		下肢の振り出し			
	逸脱動作が少し見られる期		IC	LR	MSt	TSt	PSw	ISw	MSw	TSw
Trunk 体幹	過度な体幹前傾						▨	▨	▨	▨
	過度な体幹後傾						▨			
	過度な体幹側方傾斜				▨	▨	▨	▨	▨	▨
Pelvis 骨盤	過度な骨盤挙上・ペルビックハイク		■	■	■	■		■	■	■
	過度な遊脚側への骨盤傾斜			▨	■	■				■
	過度な骨盤前傾			■	■	■				
	過度な骨盤後方回旋			■	■	■				
Hip 股関節	股関節の屈曲制限				■	■		■	■	■
	過度な股関節屈曲							■	■	■
	パスレトラクト		■	■	■	■	■			
	過度な股間接外旋						■			
	過度な股間接外転						■			
Knee 膝関節	膝関節の屈曲制限		■	■		■		▨	■	
	過度な膝関節屈曲		■	■				■	■	■
	膝過伸展				■	■		■		■
	膝伸展スラスト		■	■				■		■
	過度な膝内反/外反			■	▨				■	■
	対側下肢の膝関節屈曲									
Ankle 足関節	前足部接地・足底接地		■	■	■					
	フットスラップ		■	■						
	過度な足関節底屈		■	▨	■	■	■	▨		
	過度な足関節背屈		■	▨	■	■	■	■		
	過度な足部内反/外反		■	■	■	■	▨	▨	▨	▨
	踵離地の欠如/踵離地高の低下		■	■	■					
	踵離地の早期化		■	▨	■	■				
	足趾の引きずり		■	■			■	■		
	対側下肢の伸び上がり		■	■	■					
Tose	不十分な足趾伸展				▨	■		■		

表1−2　逸脱動作①

	正常歩行から逸脱する現象	出現期	原因	内容
	過度な体幹前傾	IC	股関節伸展筋の筋力低下	股関節伸展筋群の筋力低下がある場合，初期接地時に体幹の前傾を制御できないために，過度な体幹前傾が生じます
	過度な体幹前傾	IC 〜 PSw	足関節背屈の可動域制限	足関節背屈可動域が0度以下の場合，足部に身体重心を投影するために体幹前傾が見られます．骨盤のみ前傾させる場合もあります
	過度な体幹前傾	IC 〜 LR	膝関節伸展筋の筋力低下	膝関節伸展筋の筋力低下がある場合に，膝関節伸展筋群にかかる負荷を減じる戦略として，床反力ベクトルを膝関節の前方へ通過させるために体幹を前傾させます．骨盤のみ前傾させる場合もあります
	過度な体幹前傾	MSt 〜 PSw	股関節伸展の可動域制限	立脚中期以降に必要な股関節伸展可動域が不十分なために，股関節屈曲域で歩こうとする戦略として，体幹を前傾させます．骨盤のみ前傾させる場合もあります

表1-3 逸脱動作②

	正常歩行から逸脱する現象	出現期	原因	内容
	過度な体幹前傾	MSt ～ TSt	膝関節伸展の可動域制限	膝関節が屈曲位に強制されることで隣接関節の股関節が屈曲位となり，体幹前傾が生じます
	過度な体幹後傾	IC	股関節伸筋の筋力低下	特に初期接地時に意図的に体幹を後傾させることで，身体重心を股関節軸の後方に通過させ，股関節伸展筋にかかる負荷を減少させます
	過度な体幹後傾	ISw ～ TSw	股関節屈筋の筋力低下	遊脚下肢を振り出すための股関節屈筋群の筋力低下がある場合に，体幹を後傾させることで下肢の振り出しを補助します
	過度な体幹側方傾斜（遊脚側）	IC ～ PSw	股関節外転筋の筋力低下	トレンデレンブルグ徴候と言います．立脚側の中殿筋の筋力低下により骨盤の遊脚側への傾斜を制御できないために生じます

表1-4 逸脱動作③

	正常歩行から逸脱する現象	出現期	原因	内容
	過度な体幹側方傾斜（立脚側）	IC 〜 PSw	股関節外転筋の筋力低下	デュシェンヌ徴候と言います．立脚側の中殿筋にかかる負荷を少なくするために，体幹を立脚側へ傾斜させます
	遊脚側の過度な骨盤挙上ペルビックハイク	ISw 〜 TSw	股関節屈筋の筋力低下 膝関節屈曲の可動域制限 足関節背屈の可動域制限 足関節背屈筋の筋力低下	足趾クリアランスの代償として，遊脚側の骨盤を挙上させて，クリアランスを確保します
	過度な遊脚側への骨盤傾斜	TSw 〜 IC	遊脚側の機能的下肢長の短縮	遊脚側の下肢長が短い場合，接地の衝撃を減じるために，遊脚終期に骨盤を下方へ傾斜させます
	過度な骨盤前傾	MSt 〜 PSw	股関節伸展の可動域制限	立脚中期以降に股関節を屈曲域で伸展運動するために骨盤を前傾させます．体幹全体を前傾させる場合もあります

表1−5 逸脱動作④

	正常歩行から逸脱する現象	出現期	原因	内容
	過度な骨盤後方回旋	MSt 〜 PSw	股関節伸展の可動域制限	骨盤後方回旋することで, 股関節屈曲−伸展軸を後方に配置することで股関節伸展可動域を少なくします
	過度な骨盤後方回旋	MSt 〜 PSw	足関節底屈筋の筋力低下	立脚終期で活動する下腿三頭筋の筋力低下のため, 踵離地が欠如される分, 機能的下肢長が減少することで, 骨盤の下制を伴った骨盤後方回旋が生じます
	過度な骨盤後方回旋	MSt 〜 PSw	股関節伸展筋の筋力低下	初期接地から荷重応答期で活動する股関節伸展筋が筋力低下がある場合, 床反力に対する股関節の固定性が不十分で骨盤が後方回旋します
	過度な骨盤後方回旋	MSt 〜 PSw	足関節背屈の可動域制限	立脚終期に必要な足関節背屈可動域が不十分なため, 骨盤を後方に回旋させることで, 必要な足関節背屈可動域を減じます

表1-6 逸脱動作⑤

	正常歩行から 逸脱する現象	出現期	原因	内容
	股関節の 屈曲制限	IC	股関節伸展筋 の筋力低下	あらかじめ，初期接地に備えて意図的に歩幅を減じるように股関節屈曲を減じます．股関節伸展筋群にかかる負荷を減らす戦略です
	股関節の 屈曲制限	IC	股関節屈筋 の筋力低下	遊脚下肢を振り出すための主要な股関節屈筋群の筋力低下ため，遊脚中の股関節屈曲角度が小さくなります
	過度な 股関節屈曲	IC ～ PSw	足関節背屈 の可動域制限	必要な足関節背屈の可動域が足らないとき，身体重心を足部に投影するために股関節を屈曲させます．過度な体幹前傾と同様の理由です
	過度な 股関節屈曲	MSt ～ PSw	股関節伸展 の可動域制限	前遊脚期に必要な股関節伸展可動域10度に足りない場合，体幹を前傾させることで股関節屈曲域で後脚足部を後方へ運びます．過度な体幹前傾も生じます

表1−7 逸脱動作⑥

	正常歩行から逸脱する現象	出現期	原因	内容
	過度な股関節屈曲	IC 〜 PSw	膝関節伸展の可動域制限	立脚期で膝関節が屈曲位に維持されている場合，身体重心を足部内の基底面に投影しようと股関節を屈曲させます
	過度な股関節屈曲	ISw 〜 TSw	足関節背屈筋の筋力低下 足関節背屈の可動域制限 膝関節屈曲の可動域制限	遊脚下肢の足趾クリアランス低下を代償するため，股関節を正常歩行よりも大きく屈曲します
	パスレトラクト	ISw 〜 TSw	膝関節伸展筋の筋力低下	大腿四頭筋の筋力低下がある場合，初期接地から荷重応答期で膝折れが生じます．そのためあらかじめ，遊脚終期で急激に大腿部を後方へ伸展させることで，初期接地の膝を伸展位に維持して，立脚期の安定を補償します
	過度な股関節外転／外旋	IC 〜 PSw	足関節背屈の可動域制限	足関節背屈制限がある場合，立脚期で足部を後方に配置するために，あらかじめ，意図的に初期接地時に股関節を外旋させることで，足関節背屈運動の必要性をなくします

表1-8	逸脱動作⑦			
	正常歩行から逸脱する現象	出現期	原因	内容
	過度な股関節外転／外旋	IC ～ PSw	膝関節屈曲の可動域制限	膝関節の伸展拘縮や，荷重応答期で必要な膝関節屈曲20度が足りない場合，あらかじめ，意図的に初期接地時に股関節を外旋させることで，膝関節屈曲運動を避けます
	過度な股関節外転／外旋	IC ～ PSw	関連側の下肢長の延長	立脚側の下肢長が長い場合，足部を外方へ接地することで，下肢延長の影響を少なくします
	過度な股関節外転／外旋	IC ～ PSw	膝関節伸展筋の筋力低下 足関節底屈筋の筋力低下	あらかじめ，初期接地で股関節を外旋位で接地することで，膝関節伸展筋群や足関節底屈筋の要求を少なくします
	過度な股関節外転／外旋	ISw ～ TSw	股関節屈筋の筋力低下 足関節背屈筋の筋力低下 膝関節屈曲の可動域制限 足関節背屈の可動域制限	左記の原因により足趾クリアランスが低下したときに，「分まわし」といわれる下肢を外転させて振り出します

表1-9 逸脱動作⑧

	正常歩行から逸脱する現象	出現期	原因	内容
	膝関節の屈曲制限	LR	膝関節屈曲の可動域制限 大腿四頭筋の痙性が強い場合	荷重応答期で膝関節は15〜20度屈曲しますが，膝伸展拘縮や大腿四頭筋の痙性がある場合，荷重応答期で膝関節の屈曲が不十分となります
	膝関節の屈曲制限	ISw 〜 TSw	股関節屈筋の筋力低下 膝関節屈曲の可動域制限	遊脚下肢の股関節屈曲の加速が乏しいため，膝関節屈曲が減少します 遊脚相で足趾クリアランスのため膝関節は60度屈曲しますが，60度未満の膝屈曲可動域の場合にみられます
	過度な膝関節屈曲	IC 〜 LR	膝関節伸展筋の筋力低下	大腿四頭筋に筋力低下がある場合，荷重応答期での膝関節伸展筋の機能である膝関節屈曲の制御ができず，膝折れが生じます
	過度な膝関節屈曲	IC 〜 PSw	膝関節伸展の可動域制限 膝関節の屈曲拘縮 膝関節屈筋の痙性が強い場合	正常歩行で必要な膝関節の伸展方向の可動範囲が少ない場合，膝関節を屈曲位にして歩行します

表1-10　逸脱動作⑨

	正常歩行から逸脱する現象	出現期	原因	内容
	過度な膝関節屈曲	MSt〜PSw	股関節伸展の可動域制限	股関節伸展10度の可動域がない場合，股関節は屈曲位となり，隣接する膝関節も屈曲位になります
	過度な膝関節屈曲	LR〜TSt	足関節底屈筋の筋力低下	単脚支持期で足関節底屈筋群の筋力低下によって下腿の前方傾斜を制御することができず，過度な膝関節屈曲を伴った過度な足関節背屈が生じます
	過度な膝関節屈曲	TSt〜PSw	足関節背屈の可動域制限	足関節背屈制限がある場合，立脚中期以降，足底が接地した状態で下腿前傾ができないため，前足部を支点として下腿前傾が生じます．結果的に膝関節が正常よりも屈曲します
	過度な膝関節屈曲	ISw〜TSw	足関節背屈の可動域制限 足関節背屈筋の筋力低下	遊脚下肢の足趾クリアランス低下を代償するため，膝関節を正常歩行よりも大きく屈曲します

表1−11 逸脱動作⑩

	正常歩行から逸脱する現象	出現期	原因	内容
	膝過伸展	IC 〜 PSw	膝関節伸展筋の筋力低下	膝関節伸展筋に筋力低下がある場合，初期接地時に足関節底屈位で接地する，過度に体幹を前傾させます．その結果，膝関節の過伸展が生じやすくなります
	膝過伸展	MSt 〜 PSW	足関節背屈の可動域制限	足関節背屈制限がある場合，立脚中期以降に，下腿前方傾斜が妨げられ，体幹が前方に傾斜されることによって膝関節は過伸展方向に動かされます
	膝関節伸展スラスト	LR 〜 TSt	膝関節伸展筋の筋力低下 足関節背屈の可動域制限	「膝過伸展」と同様な原因で生じます．エクステンサースラストは，膝関節が急激に伸展運動する現象であり，閉鎖性運動連鎖や荷重によって膝がロックされる状態で，特に荷重応答期と立脚中期に生じます
	過度な膝内反/外反	LR 〜 TSt	足部内反膝内反 足部外反膝外反	足部内反や膝内反動揺があると立脚期で膝が外側へ偏位します 足部外反や膝外反動揺があると立脚期で膝が内側へ偏位します 結果的に支持性が低下します

表1−12　逸脱動作⑪

	正常歩行から逸脱する現象	出現期	原因	内容
	対側下肢の膝関節屈曲	IC〜PSw	膝関節伸展の可動域制限膝関節の屈曲拘縮	関連下肢に機能的下肢長の短縮がある場合，対側下肢の膝関節を屈曲位にして，身体重心の上下動を少なくするように歩こうとします
	前足部接地足底接地	IC	足関節背屈筋の筋力低下	足関節背屈筋の筋力がMMT 3 よりも少ない場合，踵接地できず，過度な足関節底屈を伴い足底全体で接地します
	フットスラップ	LR	足関節背屈筋の筋力低下	足関節背屈筋の筋力低下がある場合，初期接地から荷重応答期で，足関節底屈の減速ができず，急激に足底が床に接床します
	過度な足関節底屈	IC,MSt〜TSt	足関節背屈の可動域制限	前足部接地と同様．立脚中期以降で足関節背屈制限があると，下腿前傾ができず，足関節が底屈位になります

表1-13 逸脱動作⑫

	正常歩行から逸脱する現象	出現期	原因	内容
	過度な足関節底屈	IC～LR	膝関節伸展筋の筋力低下	膝関節伸展筋の筋力低下がある場合に，膝関節伸展筋群にかかる負荷を減じる戦略として，床反力ベクトルを膝関節の前方へ通過させるために足関節を底屈位で接地します
	前足部接地足底接地	ISw～TSw	足関節背屈筋の筋力低下	遊脚相では足関節を中間位に保持するために足関節背屈筋が働いています．足関節背屈筋の筋力低下がある場合，遊脚期で足関節が底屈位，下垂足になります
	過度な足関節背屈	LR～PSw	足関節底屈筋の筋力低下	単脚支持期で足関節底屈筋群の筋力低下によって下腿の前方傾斜を制御することができず，過度な膝関節屈曲を伴った過度な足関節背屈が生じます
	過度な足関節背屈	LR～PSw	膝関節伸展の可動域制限股関節伸展の可動域制限	膝関節や股関節の屈曲拘縮がある場合，下腿が前傾位に強制させるので，足関節は背屈位になります

表1-14	逸脱動作⑬			

	正常歩行から逸脱する現象	出現期	原因	内容
	過度な足部内反／外反	IC〜PSw	足部内反筋の痙性 足部外反扁平足	脳卒中で足部内反筋に痙性が強い場合，初期接地で足部内反位で接地し，外側への不安定性が生じます 外反扁平足がある場合，下肢運動連鎖で下腿内旋，膝外反が生じます
	踵離地の欠如 踵離地高の低下	TSt〜PSw	足関節底屈筋の筋力低下 足趾伸展の可動域制限	立脚終期で踵離地が生じますが，足関節底屈筋の筋力底がある場合，踵挙上・踵離地がみられなくなります
	踵離地の早期化	MSt〜TSt	足関節背屈の可動域制限	立脚中期以降に必要な足関節背屈可動域が不十分なため，下腿の前方傾斜が妨げられます．代償として，前足部を支点として下腿前方傾斜が生じるので，踵離地が正常歩行よりも早期に生じます
	過度な足関節底屈	IC〜TSt	膝関節伸展の可動域制限 股関節伸展の可動域制限	膝関節や股関節の伸展可動域制限（屈曲拘縮）がある場合，機能的下肢長が短縮するので，足関節を底屈位にして機能的下肢長を補正し，結果的に踵離地が早期に生じます

表1-15 逸脱動作⑭

	正常歩行から逸脱する現象	出現期	原因	内容
	足趾のひきずり	ISw ～ TSw	股関節屈筋の筋力低下 足関節背屈筋の筋力低下 足関節背屈の可動域制限	足趾クリアランスの低下で生じる機能不全です
	対側下肢の伸びあがり	PSw ～ TSw	足関節背屈筋の筋力低下 足趾のひきずりの原因	関連下肢の遊脚期にみられます．対側下肢の足関節を底屈位にして「つま先立ち」にすることで，関連下肢の足趾クリアランスを助けます
	不十分な足趾伸展 鷲指	TSt ～ PSw	足趾伸展の可動域制限	足趾伸展の可動域制限がある場合，前足部を支点として下腿前方傾斜が妨げられ，踵離地高が低下します

3. 歩行観察の捉え方

　患者が歩行動作を試みる前提に，両側上肢支持や片側上肢支持の条件で，それぞれ足踏み動作が可能であるかを確かめておく必要があります．それは支持側下肢で単脚支持ができるか，すなわち短時間でも単脚下肢で身体を支える支持性があるかを確認しておくためです．

　ここでは，歩行動作の観察の一般的な順序を説明します（図1-26）．

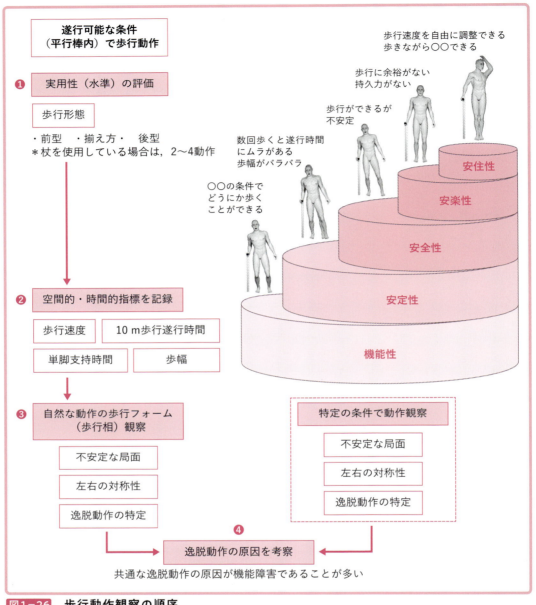

図1-26 歩行動作観察の順序

❶ 実用性（水準）の評価

「遂行可能な条件での歩行実用性の程度と歩行速度」を記録します．詳細な運動学的な動作記録を記載するよりも，歩行が安定して遂行できるのか，そしてその歩行速度は一般的に遅いのか，速いのかという数値化した結果の提示が，歩行動作能力の評価を明白にします．

2 空間的・時間的指標を記録

特に「左右脚の単脚支持期の時間」を比較してください．多くの場合，単脚支持期が短い側が障害下肢側（患側）です．

3 自然な動作の歩行フォーム（歩行相）観察

歩行フォームの観察は「どの局面・期で最も不安定（危なそうと感じる）と不安定な方向」を記録します．患者の歩行動作は，複数の逸脱動作がみられます．その中で最も不安定な時期の逸脱動作の改善が歩行再建に向けて近道になります．

4 逸脱動作の原因を考察

歩行動作で観察された複数の逸脱動作を列挙します．列挙した逸脱動作の原因を考えます．各期でみられた逸脱動作の原因は複数存在しますが，複数の逸脱動作の原因として共通性の高いものが，患者の歩行動作を向上させるための機能障害として考えられます．また図1-26-③で示した最も不安定な時期の逸脱動作の原因を優先して問題点として捉えます．

4. 実際の生活の場での基本動作の遂行能力

患者の生活の場で，歩行動作や移乗動作という基本動作が実用性を有しているのかを確認しましょう．患者特有の環境や課題に適した定型的なチャートがないため，実生活の近い環境下で連続する基本動作課題の実行能力を動作観察で確認します．

例えば，「病棟で自分の病室から出てロビーまで杖で歩行して，ロビーに設置してある赤いベンチに座ってみましょう」「病棟で自分の病室から車椅子を自分で漕いで，洗面所まで移動し，立って手洗いをしてみましょう」のように，患者の基本動作能力が，病棟やご自宅で実際に実用性があるのかを直に確認する観察が必要となります．

また患者が課題を自分一人で完了できない場合以外には，追加の指示や物的な介助・支持物を与え，いかにすれば動作が達成するかを確認します．そのような条件を与えることで，動作達成の条件を把握します．

第 **5** 節

検査測定

（西守 隆）

検査測定の重要項目は以下の2つです．

- ・機能障害の程度を数量化
- ・「活動制限」−「基本動作障害（機能的制限）」−「機能障害」の関連性を示す検査結果の収集

　評価プロセス全体からみて「検査測定」の位置づけは，次の評価工程である「統合と解釈」の裏付けとなるデータ収集です．「統合と解釈」は，患者が特に困っている活動制限と，その要素である基本動作（機能的制限）を結びつけることです．そして基本動作（機能的制限）障害とその原因である機能障害を結びつけることです．すなわち，「活動制限」−「基本動作障害（機能的制限）」−「機能障害」の関連性のつながりをもたせます．検査測定は，そのつながりの裏付けとなるための検査項目の抽出と，それぞれの障害の程度を数量的に示します．

　機能障害レベルの各検査内容は，特有の機能の健全性を調べています．動作は様々な機能が複雑に混成・混合されています．機能的制限レベルの performance 検査は，患者を取り巻く標準的な生活環境の一部を取り上げた特徴的な要素を含むテストです．そのため，機能障害レベルの検査と，もう一つ上位の動作レベルである機能的制限レベルの performance 検査を介することで，機能障害と活動制限との因果関係を客体的に示すことができます．また performance 検査は予後予測の資料として活用されます（図1−27）．

活動制限レベル	⇔	機能的制限レベル（基本動作障害）	⇔	機能障害レベル

ADL テスト
- FIM 表1-32
- バーゼルインデックス

静的バランステスト
- 立位保持時間
- タンデム立位保持
- 片脚立位保持時間

動的バランステスト
- ファンクショナルリーチテスト 表1-22
- Multi-Functional reach Test 表1-23

Performance テスト
- Timed Up and Go Test (TUG) 表1-24
- Berg's Balance test (BBS) 表1-25
- Dynamic Gait Index 表1-26
- Short Physical Performance Battery (SPPB) 表1-27

バイタルサイン

意識障害
- Glasgow Coma Scale (GCS) 表1-16
- Japan Coma Scale (JCS) 表1-17

動的バランステスト

高次脳機能検査
- 長谷川式簡易知能評価スケール 表1-18
- Trail Making Test (TMT) 図1-28
- 線分二等分テスト

形態測定

反射検査

関節可動域検査

徒手筋力検査

脳卒中の機能障害
- ブルンストロームステージ
- Stroke Impairment Assessment Set (SIAS) 表1-28
- National Institutes of Health Stroke Scale (NIHSS) 表1-29
- Fugl-Meyer Assessment (FMA)

Pusher 症候群関連
- Scale for Controversies Pushing (SCP) 表1-19
- Burke Lateropulsion Scale (BLS) 表1-20

体幹機能検査
- Trunk Control Test (TCT) 表1-21

協調性検査
- 指鼻指試験，踵膝試験など

- Clinical Frailty Scale（臨床虚弱尺度） 表1-36
- mMRC（息切れの尺度） 表1-35
- Hugh-Jones の分類（呼吸不全） 表1-34
- NYHA の分類（心不全） 表1-33
- 6分間歩行テスト 表1-31
- ボルグスケールチェック 表1-32
- 脈拍，S$_P$O$_2$ チェック

図1-27 活動−基本動作−心身・機能構造レベルの検査

1. 検査項目を抽出

❶ 診断名から想定される症状・機能障害に合致する機能障害レベルの検査

「第1節　情報収集」の「診断名から病態の把握」で説明したように（→P.4），疾患名・診断名から，どのような症状（symptom）が生じるかを理解することで，身体構造・心身機能レベルの機能障害を検知する検査項目を選出します．

❷ 障害像に合致する内容の機能障害レベルの検査

「第2節　医療面接・システムレビュー」の場面（→P.10）では，患者と直接対面し，口頭や簡単な運動を通して，症状の確認をします．診断名から生じる症状以外にも，既往歴や加齢変性による症状や障害もありますので，対面した患者の障害像に合致する機能障害レベルの検査項目を抽出します．

❸ 機能的制限レベルのパフォーマンス検査

機能的制限（functional limitation）は，一般的な人間で営まれている行動や活動の実行能力の困難で，それは機能障害の結果として生じるものです．立位保持，しゃがみ込み，立ち上がり動作，片脚立位保持，歩行などの障害になります．それら基本動作をパッケージ的にまとめているテストバッテリーとして，「Berg balance scale」や「Timed Up and Go Test」などがあります．単一姿勢での静的・動的バランス能力を示すものに，「Functional reach test」「Multi-directional reach test」があります．

❹ 活動制限の程度を確認する ADL 検査

活動制限の程度を数量化する検査として代表的なものは，Functional Independence measure（FIM）（している ADL で採点→P.69 参照）やバーセルインデックス（Barthel Index）（できる ADL で採点）があります．

⑤ 各種検査項目

図1-27 で示す活動−基本動作−心身・機能構造レベルの各種機能検査の内容項目や判定について示します（ 表1-16 〜 表1-36 ， 図1-28 ）．

表1-16　Glasgow Coma Scale（GCS）（参考：第2章第2節2）

開眼 Eye opening ：E	4	自発的に開眼する
	3	呼びかけにより開眼する
	2	痛み刺激により開眼する
	1	痛み刺激により開眼しない
言語による反応 Best verbal response ：V	5	見当識なし
	4	混乱した会話（見当識障害）
	3	不適当な発語（単語程度）
	2	理解不明な音声（言葉）
	1	発語なし
	T	気管切開
	A	失語症
最良運動反応 Best motor response ：M	6	命令に従って四肢を動かす
	5	痛み刺激に対し，手を払いのける
	4	痛み刺激に対し，四肢を引っ込める（逃避）
	3	痛み刺激に対し，異常な屈曲運動（徐皮質硬直）
	2	痛み刺激に対し，異常な伸展運動（徐脳硬直）
	1	痛み刺激に対し，運動がみられない

判定　意識障害の検査．一般的に8点以下は重症，12〜9点は中等症，13〜14点は軽症，15点は正常
E3V5M6のように表記します

表1-17　Japan Coma Scale (JCS)

点数		反応
0桁		意識清明
Ⅰ桁		刺激しないでも覚醒している状態
	1	見当識は保たれているが，意識清明ではない
	2	見当識障害がある
	3	自分の名前・生年月日が言えない
Ⅱ桁		刺激すると覚醒する
	10	普通の呼びかけで容易に開眼する
	20	大きな声，または身体を揺さぶることにより開眼する
	30	痛み刺激を加え，呼びかけを続けるとかろうじて開眼する
Ⅲ桁		刺激しても覚醒しない状態
	100	痛み刺激に対して，払いのけるような動作をする
	200	痛み刺激に対して，少し手足を動かしたり，顔をしかめる
	300	痛み刺激に対して，全く反応しない
		R：restlessness（不穏），I：incontinence（失禁），A：akineti mutism（無動無言症）または apallic state（失外套症候群；しつがいとうしょうこうぐん）

判定　意識障害の検査．最軽症JCSⅠや最重症JCSⅢと表示します．なお失禁を有する場合「JCS20-I」または「JCS失禁」と表記します

表1-18 長谷川式簡易知能評価スケール（HDS-R）

1	歳はおいくつですか（2年までの誤差は正解）			0	1
2	今日は何年の何月何日ですか？ 何曜日ですか？ 年月日，曜日が正解でそれぞれ1点ずつ	年		0	1
		月		0	1
		日		0	1
		曜日		0	1
3	私たちが今いるところはどこですか？ （自発的にでれば2点，5秒おいて家ですか？　病院ですか？ 　施設ですか？　の中から正しい選択をすれば1点）		0	1	2
4	これから言う3つの言葉を言ってみてください．あとでまた聞きますのでよく覚えておいてください （以下の系列のいずれか1つで，採用した系列に〇をつけておく） 1：a）桜　b）猫　c）電車 2：a）梅　b）犬　c）自動車			0	1
				0	1
				0	1
5	100から7を順番に引いてください	（93）		0	1
	（100－7は？　それからまた7を引くと？　と質問する．最初の答えが不正解の場合，打ち切る）	（86）		0	1
6	私たちがこれから言う数字を逆から言ってください （6-8-2，3-5-2-9を逆から言ってもらう．3桁逆唱に失敗したら，打ち切る）	2,8,6			
		9,2,5,3			
7	先ほど覚えてもらった言葉をもう一度言ってみてください （自発的に回答があれば各2点，もし回答がない場合以下のヒントを与え正解であれば1点） a）食物　b）動物　c）乗り物	a:	0	1	2
		b:	0	1	2
		c:	0	1	2
8	これから5つの品物を見せます．それを隠しますので何があったかを言ってください （時計，鍵，タバコ，ペン，硬貨など必ず無関係なもの）		0	1	2
			3	4	5
9	知っている野菜の名前をできるだけ多く 言ってください （答えた野菜の名前を右欄に記入する．途中で詰まり10秒間待っても出ない場合はそこで打ち切る） 0～5＝0点，6＝1点，7＝2点，8＝3点，9＝4点，10＝5点		0	1	2
			3	4	5

判定　20点以下/30点満点で認知症の疑いがあるとされる

表1-19 Scale for contreversive pushing（SCP）[10]

①自然な姿勢の対称性		座位	立位
1	重度の麻痺側傾斜＋転倒	☐	☐
0.75	重度の麻痺側傾斜	☐	☐
0.25	軽度の麻痺側傾斜	☐	☐
0	傾倒なし	☐	☐
②非麻痺側上下肢の伸展・外転			
1	安静時からすでに出現する	☐	☐
0.5	姿勢変化に伴って出現する＊1	☐	☐
0	押す現象はない	☐	☐
③他動的な姿勢の矯正に対する抵抗性＊2			
1	正中位へと修正すると抵抗する	☐	☐
0.5	抵抗しない	☐	☐
上記の合計			／6点

判定　①②③の各項目＞0点以上の場合，Pusher現象ありと判定．最重症は6点
＊1 座位では非麻痺側へのいざり動作または異常時に押してしまう場合に，立位では歩行時に押してしまう場合に0.5点する
＊2 姿勢を矯正する際には「これからあなたの姿勢を動かしますので，この動きに身を任せてください」と声をかける
（Karnath HO, et al. The origine of contraversive pushing: Evience for a second graviceptive system in humans. Neurology. 2000; 55: 1298-1304 より作成）

表1-20 Burke Lateropulsion Scale（BLS）

①背臥位からの寝返り

患者の反応を見るために，丸太様ローリングを行う．はじめに麻痺側へ転がし，次に非麻痺側へ転がす．抵抗の大きかったほうの値で○をつける．最大の抵抗を感じなかった場合でも，両方向で抵抗を感じた場合は1ポイントを加える（Pusherを呈する患者はどちらかへの抵抗を示すが，もし，麻痺側へ向かう方向と戻ってくる方向の双方で抵抗があった場合）

0	他動的なローリングに対し抵抗なし	☐
1	わずかに抵抗あり	☐
2	中等度に抵抗あり	☐
3	強い抵抗あり	☐
+ 1	両方向への抵抗があった場合，1点追加	☐

②座位

足底離地座位で膝の上に手を置いた状態で採点する．麻痺で予測される反応は非麻痺側へ体重を変位させる．また検者に正中位にされると麻痺側へ他動的に倒れることもある．これはPusherとして点数をつけない．検者が患者の体幹を麻痺側へ30度傾け．そこから検者が患者を正中に戻そうとしたときの反応を採点する．Pusherは患者が身体重心を正中に戻されることに対し，麻痺側へ傾けたままにしようとする能動的な活動である

0	正中まで抵抗なし	☐
1	正中まで残り5度以内で自発的，もしくは反射的に体幹，上肢，下肢の抵抗が起こる	☐
2	10～5度の範囲で抵抗が始まる	☐
3	10度以上傾いているところで抵抗が起こる	☐

③立位

介助が必要でも立位で点数をつける．麻痺で予測される反応は非麻痺側へ体重を変位させる．もしくは患者は検者に正中位にされると麻痺側へ他動的に倒れる．これはPusherとして点数をつけない．検者が患者の体幹を麻痺側15～20度傾け，そこから検者が患者を正中を超えて非麻痺側へ5～10度まで戻そうとしたときの反応を採点する．Pusherは患者が身体重心を正中に戻されることに対し，麻痺側へ傾けたままにしようとする能動的な活動である．例えば，体幹の麻痺側への側屈，麻痺側股関節・膝関節の屈曲，非麻痺側下肢を使用した前額面での体重移動

0	患者は身体重心を非麻痺側下肢の上に乗せるのを好む	☐
1	麻痺側から正中を超えて非麻痺側へ5～10度傾けたところで抵抗が生じる	☐
2	正中まで残り5度以内で自発的，もしくは反射的に平衡反応が起きる	☐
3	正中まで残り10～5度の範囲で平衡反応が始まる	☐
4	正中まで10度以上離れているところで平衡反応が起きる	☐

④移乗

座位から非麻痺側への移乗を最初に観察し，可能であれば，麻痺側への移乗を採点する．麻痺で予測される反応は，麻痺側への移乗でより介助が必要とされる（患者の機能レベルによっては，座位でのピボットを使用したり，立位でのピボットの修正が必要）

0	非麻痺側への移乗に抵抗なし	☐
1	非麻痺側への移乗にわずかな抵抗あり	☐
2	移乗に中等度の抵抗があるば，1人の介助で可能	☐
3	非麻痺側への移乗に重度の抵抗があり，重度の Pusher のため，2人介助が必要	☐

⑤歩行

セラピストが患者を正中位にしようとすると介助に対する患者の能動的な抵抗を採点する．受動的な転倒や傾きは採点しない

0	麻痺側へ押す現象は認められず	☐
1	わずかな麻痺側へ押す現象あり	☐
2	中等度の麻痺側へ押す現象あり	☐
3	重度の麻痺側へ押す現象のため，2人介助が必要，もしくは歩行不可能	☐

Pusher が最も顕著な方向に〇を付ける
・左　　・右　　・左後方　　・右後方

上記の合計	/17 点

判定　合計≧2点で **Pusher** と判定します
同じ Pusher の評価である SCP との一致率は 77.5%

表1−21　Trunk Control Test（TCT）

課題項目		採点		
		0 点	12 点	25 点
		自力では困難	自力で可能（正常とは言えない）ベッド柵や紐などを利用することで可能	完全に正常
検査 1	力の強い側へ寝返り	☐	☐	☐
検査 2	力の弱い側へ寝返り	☐	☐	☐
検査 3	背臥位からの起き上がり	☐	☐	☐
検査 4	端座位の保持（30 秒間）＊足底は接地しない	☐	☐	☐
合計				点/100

判定　**体幹機能**の検査．検査1〜4の4課題でそれぞれ0，12，25点で点数化し，合計したもの
0点はベッド上の基本動作すべてに介助が必要な状態を示します
（道免和久，編．リハビリテーション評価データブック．医学書院，2010．p. 22 を参考に作成）

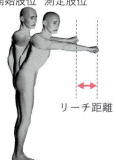

開始肢位　測定肢位

リーチ距離

表1-22　Functional Reach Test（FRT）[12]（参考：第2章第4節1）

年齢	男性	女性
20〜40歳	42.4 ± 4.8 cm	37.1 ± 5.6 cm
41〜69歳	37.8 ± 5.6 cm	35.1 ± 5.6 cm
70〜87歳	33.5 ± 4.1 cm	26.7 ± 8.9 cm

判定　立位の動的（前方）バランス検査　虚弱高齢者の易転倒性のカットオフ値：18.5 cm
健常高齢者の易転倒性のカットオフ値：20.3 cm
（Duncan PW, et al. Functional reach; A new clinical measure of banlance. J Gerontol. 1990; 45: M192-197および望月 久. 平衡とバランス—成人. 内山 靖, 編. 図解 理学療法検査・測定ガイド 第3版. 文光堂, 2023. pp. 415-429より作成）

表1-23　Multi-Directional Reach Test（MDRT）[14]

地域居住高齢者（平均年齢 74.1 ± 7.9 歳, n=254）

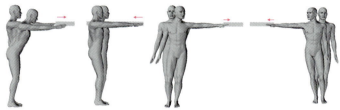

年齢	独歩で地域生活を営んでいる群	補助具を使用して地域生活を営んでいる群
前方リーチ	24.7 ± 8.1 cm	18.0 ± 7.9 cm
後方リーチ	13.7 ± 8.1 cm	8.3 ± 5.6 cm
右側リーチ	19.2 ± 7.5 cm	14.3 ± 6.5 cm
左側リーチ	18.6 ± 7.1 cm	13.4 ± 6.2 cm

立位の動的（多方向）バランス検査.
（Newton RA. Balance screening of an inner city older adult population. Arch Phys Med Rehabi. 1997; 78: 587-591より作成）

表1-24　Timed Up and Go Test（TUG）[15]

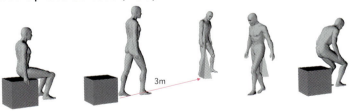

	独歩で地域生活を営んでいる群
健常高齢者	10秒未満
歩行動作自立	20〜29秒
歩行不安定	20〜29秒
歩行障害	30秒以上

判定　虚弱高齢者の易転倒性のカットオフ値：13.5秒
（坂田悍教. 運動器不安定症を有する地域高齢者に関する開眼片脚起立特性. 整形・災害外科. 2007; 50: 17-25より作成）

表1-25 Functional Balance Scale（FBS）もしくはBerg's Balance Scale（BBS）
（参考：第2章第1節1）

1	椅子からの立ち上がり　（指示：はじめは手を使用しないように）椅子40〜45 cm		
		手を使用せず，立ち上がり可能	4
		手を使用して立ち上がり可能	3
		数回施行後，手を使用して立ち上がり可能	2
		立ち上がりに最小の介助が必要	1
		立ち上がりに中等度以上の介助が必要	0
2	立位保持 つかまらずに2分		
		安全に2分間立位保持可能	4
		監視下で2分間の立位保持が可能	3
		30秒間の立位保持が可能である	2
		数回の試行にて30秒間の立位保持が可能	1
		介助なしには30秒間の立位保持が不可能	0
3	座位保持　（両足を床につけ，もたれずに座る）		
		安全に2分間の座位保持が可能て	4
		監視下で2分間の座位保持が可能	3
		30秒間の座位保持が可能	2
		10秒間の座位保持が可能	1
		介助なしには10秒間の座位保持が不可能	0
4	着座		
		ほとんど手を用いずに安全に座れる	4
		手を用いてしゃがみこみを制御する	3
		下腿後面を椅子に押しつけてしゃがみこみを制御する	2
		一人で座れるが，しゃがみこみを制御できない	1
		座るのに介助が必要	0
5	移乗　車椅子からベッドへ移り，また車椅子に戻る．まず肘かけを使用して移り，次に肘かけを使用しないで行う		
		ほとんど手を用いずに安全に移乗が可能	4
		手を用いれば安全に移乗が可能	3
		言語指示，あるいは監視下にて移乗が可能	2
		移乗に介助者1名が必要	1
		全確保のために2名の介助者が必要	0

6	閉眼立位保持　目を閉じて 10 秒間		
		安全に 10 秒間の閉眼立位保持が可能	4
		監視下にて 10 秒間の閉眼立位保持が可能	3
		3 秒間の閉眼立位保持が可能	2
		3 秒間の閉眼立位保持ができないが，安定して立っていられる	1
		転倒を防ぐための介助が必要	0

7	閉脚立位保持　脚を閉じて，何もつかまらないで立つ		
		自分で閉脚立位ができ，分間，安全に立位保持が可能である	4
		自分で閉脚立位ができ，監視下にて 1 分間の立位保持が可能て	3
		自分で閉脚立位ができるが 30 秒間の立位保持は不可能て	2
		閉脚立位をとるのに介助が必要だが，閉脚で 15 秒間の保持が可能て	1
		閉脚立位をとるのに介助が必要で，閉脚で 15 秒間の保持も不可能	0

8	上肢前方リーチ		
		25 cm 以上の前方リーチが可能	4
		12.5 cm 以上の前方リーチが可能	3
		5 cm の前方リーチが可能	2
		手を伸ばせるが，監視が必要	1
		転倒を防ぐための介助が必要	0

9	床から物を拾う　立位で足元にあるものを拾う		
		安全かつ簡単に物を拾うことが可能	4
		監視下にて物を拾うことが可能	3
		物は拾えないが，靴まで 2.5 〜 5 cm くらいのところまで手を伸ばすことが可能	2
		物は拾えないが，靴まで 2.5 〜 5 cm くらいのところまで手を伸ばすことが可能	1
		転倒を防ぐための介助が必要	0

10	左右の肩越しに後ろに振り向く		
		両側とも後ろを振り向くことができる	4
		片側のみ振り向くことができる	3
		側方までしか振り向けないが安定している	2
		振り向くときに監視が必要	1
		転倒を防ぐための介助が必要	0
11	360度回転　その場で1週まわる		
		左右それぞれの方向に4秒以内で安全に360度の回転が可能	4
		一側のみ4秒以内で安全に360度の回転が可能	3
		360度の回転が可能だが，両側とも4秒以上かかる	2
		監視または言語指示が必要	1
		回転中，介助が必要	0
12	段差踏みかえ　それぞれの足を踏みかえ　段20cm程度		
		支持なしで安全かつ20秒以内に8回の踏みかえが可能	4
		支持なしで8回の踏みかえが可能だが，20秒以上かかる	3
		監視下で補助具を使用せず4回の踏みかえが可能	2
		最小限の介助で2回以上の踏みかえが可能	1
		転倒を防ぐための介助が必要，または実施困難	0
13	片足を前に出して立位保持		
		自分で継ぎ足位をとり，30秒間の保持が可能	4
		自分で足を他方の足の前におくことができ，30秒間の保持が可能	3
		自分で足をわずかにずらし，30秒間の保持可能	2
		足を出すのに介助を要するが15秒間の保持可能	1
		足を出すとき，または立位時にバランスを崩す	0

14	片脚立位保持　つかまらないでできるだけ長く片足立ち		
	自分で片脚をあげ，10秒以上の保持が可能	4
	自分で片脚をあげ，5～10秒間の保持が可能	3
	自分で片脚をあげ，3秒以上の保持が可能	2
	片脚をあげ，3秒以上の保持が不可能	1
	検査の実施困難，または転倒を防ぐための介助が必要	0
	合計	/56

判定　45点以下で転倒の危険性が高い[16]
(Berg K, et al. The balance scale: Reliability assessment for elderly residents and patients with an acute stroke. Scand J Rehabiil Med. 1995; 27: 27 より作成)

表1-26　**Dynamic Gait Index（DGI）**[17]

1	平地歩行 6mの平地歩行	
	補助具なし，安定して，適正な速度で歩行できる	3
	補助具を使用し，少し不安定で，歩行できる	2
	逸脱動作が顕著で，歩行速度も遅く不安定	1
	補助具がなければ歩行不可能	0
2	歩行速度を変える 通常（1.5m）→速く（1.5m）→ゆっくり（1.5m）	
	歩行速度の変化に対しても安全に歩行できる	3
	歩行速度を変えて歩行できるが，軽度，逸脱動作がみられる．または歩行速度の変化が少ない	2
	歩行速度の変化がほとんどない，または顕著な逸脱歩行がみられ不安定	1
	歩行速度の変化がない．バランスを崩し倒れそうになる	0
3	右・左を見るようにして頭部を回旋させて歩く　右を見る→左を見る→正面	
	頭部を左右に回旋させて歩いても安定して歩行できる	4
	頭部を回旋させて歩くと，わずかに不安定になる，もしくは徐行速度が遅くなる，歩行補助具が必要になる	3
	頭部を回旋させて歩くと，歩行速度が極端に遅くなり，不安定になる	2
	歩行が極端に不安定にあり，倒れそうになる，立ち止まる	1

4	頭部を上下させて歩く　上を見る→下を見る→正面	
	頭部を上下させて歩いても安定して歩行できる	4
	頭部を上下させて歩くと，わずかに不安定になる，もしくは徐行速度が遅くなる，歩行補助具が必要になる	3
	頭部を上下させて歩くと，歩行速度が極端に遅くなり，不安定になる	2
	歩行が極端に不安定にあり，倒れそうになる，立ち止まる	1
5	歩行して 360 度回転して止まる	
	3 秒以内で安全に回転して止まることができる	3
	安全に回転して止まることができるが，3 秒以上かかる	2
	回転速度が遅く，回転後もバランスを補正するために数歩ステップしてしまう	1
	安全に回転できず，介助を必要とする	0
6	障害物をまたぐ（障害物：シューズ箱＜高さ 20cm 程度＞）	
	歩行速度に変化がなく，安全にまたぐ	3
	障害物をまたぐことができるが，またぐ前に速度が遅くなったり，ステップの調整を必要とする	2
	障害物をまたぐことができるが，一旦，立ち止まってからまたぐ，口頭による指示を必要とする	1
	介助なしにまたぐことができない	0
7	目標物の周りをまわる　右周りと左周りの両方を実施	
	歩行速度に変化がなく，安全に左右周りともに回転できる	3
	左右周りともに回転することができるが，回転する前に速度が遅くなったり，ステップの調整を必要とする	2
	左右周りともに回転することができるが，極端に歩行速度が遅くなる，口頭による指示を必要とする	1
	障害物の周りをまわることができない，介助を必要とする	0
8	階段昇降　必要であれば手すり使用	
	手すりの使用なしに，1 足 1 段で可能	3
	手すりの使用にて，1 足 1 段で可能	2
	手すりの使用にて，2 足 1 段で可能	1
	手すりを使用しても，安全に昇降できない	0
	合計	/24

判定　・22 点以上で安全に歩行可能
・19 点以下で転倒の危険性が高い
（Whitney SL. et al. The dynamic gait index relates to self-reported fall history in dividual with vestibular dysfunction. J Vestib Res. 2000; 10: 99-105 より作成）

表1-27 Short Physical Performance Battery（SPPB）（参考：第2章第3節2）

1	バランステスト				
	閉脚立位				
		／秒	10秒可能	1点	☐
			10秒未満	0点	☐
			実施困難	0点	☐
	セミタンデム立位				
		／秒	10秒可能	1点	☐
			10秒未満	0点	☐
			実施困難	0点	☐
	タンデム立位				
		／秒	10秒可能	2点	☐
			3〜9.99秒未満	1点	☐
			3秒未満	0点	☐
			実施困難	0点	☐
2	**歩行テスト　普通のスピードで4m歩行**				
	歩行補助具の使用　☐なし　☐あり（　　　　　　　　　）				
		4m	4.82秒未満	4点	☐
			4.82〜6.20秒	3点	☐
			6.21〜8.70秒	2点	☐
		／秒	8.70秒以上	1点	☐
			実施困難	0点	☐
3	**5回立ち座りテスト**				
		×5回	11.20秒未満	4点	☐
			11.20〜13.69秒	3点	☐
			13.70〜16.69秒	2点	☐
		／秒	16.70秒以上	1点	☐
			60秒以上，実施困難	0点	☐
				合計	／12

判定　・10点未満で転倒の可能性が高い[18]
・15点以下で転倒の危険性が高い[19]
（Gurainik JM, et al. Lower-extremity function in persons over the ege of 70 years as a predictor of subsequent disability. N Engke J Med. 1985; 332: 556-561 および Buatois S, et al. Five times sit to stand test is a predictor of recument falls in healthy community-living subjects aged 65 and older. J Am Geriatr Soc. 2008; 56: 1575-1577 より作成）

表1-28　Stroke Impairment Assessment Set（SIAS）

	テスト動作・判定		テスト動作・判定
運動機能	【上肢近位テスト＝膝・口テスト（Knee-Mouth Test）】座位にて麻痺側上肢の手部を反対側（大腿）上より挙上し，手部を口まで運ぶ．このとき，肩は90度まで外転させ，それを膝上に戻すという動作がテスト課題である	筋緊張	【上肢腱反射（上腕二頭筋腱反射および上腕三頭筋腱反射）／下肢腱反射（膝蓋腱反射およびアキレス腱反射）】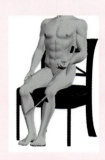

点	判定
5	非麻痺側と同じくらいスムーズに課題を行うことができる
4	非麻痺側と同程度ではないが課題を行うことができる
3	課題遂行は可能である
2	手が乳頭の位置に届いくことは可能である．
1	乳頭まで挙上することができないが手部を挙上することができる
0	全く上腕二頭筋の収縮を認めない

点	判定
3	正常あるいは非麻痺側と比較して対称的である
2	腱反射の軽度亢進
1	腱反射が中等度亢進（1A）・あるいは消失（1B）
0	2つの腱反射がどちらも著明に亢進しているか，手指の屈筋クローヌスあるいは足関節クローヌスが誘発される場合

	テスト動作・判定		テスト動作・判定
運動機能	【上肢遠位テスト＝手指テスト（Finger-Function Test）】手指の分離運動を母指から小指の順に屈曲，小指から母指の順に伸展することにより評価する	筋緊張	【上肢筋緊張および下肢筋緊張】上肢では肘関節の，下肢では膝関節の他動的屈曲・伸展時の筋緊張を評価 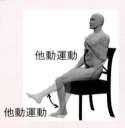他動運動　他動運動

点	判定
5	正常な協調性をもって屈曲伸展遂行可能
4	ある程度協調性をもって屈曲伸展遂行可能
3	全指の分離運動が十分な屈曲伸展をともなって可能
2	全指の分離運動可能だが屈曲伸展が不十分である
1	集団屈曲や集団伸展などわずかな動きが可能　1C ごくわずかな分離運動可能　1B 集団伸展可能　1A わずかな動き，あるいは集団屈曲可能
0	手指の随意運動を完全に失った状態

点	判定
3	筋緊張は正常
2	筋緊張が軽度亢進
1	筋緊張が中等度亢進（1A）・逆に筋緊張が低下（1B）
0	他動運動時の筋緊張が著明に亢進

運動機能	【下肢近位テスト＝股屈曲テスト (Hip-Flexion Test)】座位にて股関節90度より最大屈曲させる，という課題	感覚機能	【上下肢それぞれの触覚と位置覚】上肢では手掌，下肢では足背の触覚を評価

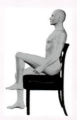

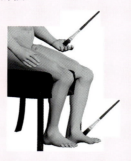

点	判定
5	非麻痺側と同様の筋力と協調性で股関節を屈曲できる
4	非麻痺側と同程の筋力と協調性ではないが股関節を屈曲可能
3	足部が床から十分に離れるまで股関節を屈曲できる
2	足部がかろうじて床から離れる程度
1	わずかに足部が挙上可能だが足部が床から離すことはできない
0	随意的な股関節屈曲を全く認めない

点	判定
3	正常
2	軽度低下，主観的低下または異常感覚がある場合
1	中等度低下
0	感覚脱失

運動機能	【下肢近位テスト＝膝伸展テスト (Knee-Extension Test)】座位にて膝関節90度屈曲位から十分（−10度程度まで）伸展させるという課題	感覚機能	【上肢位置覚および下肢位置覚】上肢位置覚は示指あるいは母指で，下肢位置覚は母趾で評価

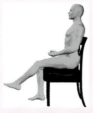

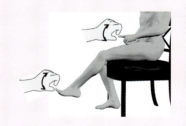

点	判定
5	非麻痺側と同様に力強く繰り返し遂行できる
4	非麻痺側と同様ではないが膝関節を伸展することができる
3	膝関節を重力に抗して十分に伸展できるが，中等度あるいは著明なぎこちなさを伴う
2	膝関節伸展筋の収縮があり，足部は床より離れるが十分に膝関節を伸展できない
1	膝関節伸展筋の収縮があるが，足部を床より離すことができない
0	大腿四頭筋の収縮を全く認めない

点	判定
3	わずかな動きでも方向がわかる
2	中等度の動きで正しく方向がわかる
1	動いていることだけわかるが，全可動域の動きでも正しい方向がわからない
0	全可動域にわたって患者の指を動かしても，動きがわからない場合

運動機能	【下肢遠位テスト＝足パット・テスト（Foot-Pad Test）】座位または臥位にて，踵部を床につけたまま，足部の背屈運動を協調しながら背屈・底屈を3回繰り返し，その後なるべく速く背屈・底屈を繰り返す課題	関節可動域	【上肢関節可動域】

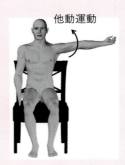

他動運動

点	判定
5	正常な筋力と協調性をもって足関節底背屈運動が可能
4	正常な筋力と協調性はないが足関節底背屈運動が可能
3	足関節の背屈ができ，前足部が十分に床から離すことが可能
2	足関節の背屈は可能だが，前足部を十分に床から離すことが不十分
1	足関節の背屈は不十分だが前脛骨筋の筋収縮は認められる
0	前脛骨筋が全く収縮しない

点	判定
3	150度より大きく肩関節外転可能
2	90度から150度まで可能
1	外転が45度から90度まで可能
0	45度より小さい

関節可動域　【下肢関節可動域】

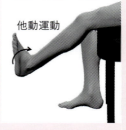

他動運動

点	判定
3	10度より大きく背屈可能
2	0度から10度まで背屈可能
1	0度まで背屈制限
0	10度底屈（背屈－10度）

表1-28 Stroke Impairment Assessment Set（SIAS）続き

	テスト動作・判定
疼痛	脳卒中後に出現する肩関節，手指などの関節に加え，視床痛などの中枢性疼痛を含む．変形性関節症や腎結石のような脳卒中に直接関連がない疼痛は除外する

点	判定
3	疼痛問題ない
2	軽度の疼痛はあるが，加療を要しない程度
1	中等度の疼痛で，睡眠を妨げるほどではない
0	睡眠を妨げるほどの著しい疼痛

	テスト動作・判定
高次脳機能	【言語機能】理解面と表出面から失語症に関して評価

点	判定
3	失語の所見無
2	軽度の失語
1	1A・重度感覚性失語（重度混合失語症も含む） 1B・重度運動性失語
0	全失語．全くコミュニケーションがとれない

体幹機能 【垂直性】

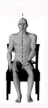

点	判定
3	正常に座位がとれる
2	指示をすれば垂直位に座れる
1	座位姿勢を維持しようとすると，常に側方に傾き，指示をしても垂直位に修正することができない
0	患者が座位を維持できない

健側機能 【握力】
座位にて肘関節伸展位で測定
握力計の握りの幅は5cmとし，患者に修正を許す
採点は2回の測定により判定

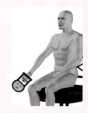

点	判定
3	25 kg 以上
2	10～25 kg
1	10 kg 以下
0	0 kg

体幹機能 【腹筋力】
車椅子または背もたれ椅子において，患者に45度後傾した姿勢をとらせ，背もたれから両肩を離して座位をとるように指示をする

点	判定
3	腹筋力が十分な力があって，かなりの抵抗でも起き上がれる
2	患者が検査者によって軽く胸骨部分を圧迫されても，座位まで起き上がれる
1	抵抗がなければ座位をとることが可能である
0	患者が座位をとれない

健側機能 【健側大腿四頭筋力】
非麻痺側大腿四頭筋筋力は通常のMMTと同様の方法で測定する

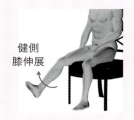

健側膝伸展

点	判定
3	正常
2	わずかな筋力低下
1	中等度に筋力低下
0	重力に抗しない

高次脳機能	【視空間認知】 50 cmの巻尺を用いて，中央を指し示す方法である．被験者の前方約50 cmに水平に差し出された巻尺（あるいはテープ）の中央を非麻痺側の母指と示指でつままぜる．2回行って中央からずれが大きいほうを採用する 50 cmの巻き尺の中央を指す |点|判定| |---|---| |3|中央からのずれが3 cm未満| |2|中央からのずれが3 cm以上| |1|中央からのずれが5 cm以上| |0|中央からのずれが15 cm以上|

判定　・合計76点
・**脳卒中の機能障害**の重症度を反映

（千野直一，他．脳卒中患者の機能評価 SIAS と FIM 実際．シュプリンガー・フェアラーク東京，1997. pp. 20-28 より作成）

表1-29　National Institutes of Health Stroke Scale（NIHSS）

1	意識水準　患者の反応から評価する，覚醒していないときは「声かけ」「痛み刺激」	完全覚醒	0
	「声かけ」「痛み刺激」	簡単な刺激で覚醒	1
		強い刺激で覚醒	2
		完全に無反応	3
2	意識レベル質問　「今月の月名」「年齢」を尋ねる	両方正解	0
	「今月は何月？」「何歳ですか？」	片方正解	1
		両方不正解	2
3	意識レベル従命　「開眼と閉眼」「離握手」を指示する	両方可能	0
	「目を閉じたり，開いたりしてください」「手を握ってください」	片方可能	1
		両方不可能	2

4	注視　左右の眼球運動（追視）を指示する　＊共同偏視がある場合は2		
		正常	0
		部分的注視麻痺	1
		完全注視麻痺	2

5	視野　片眼ずつ対座法により四分視野の指数を尋ねる		
		視野欠損なし	0
		部分的半盲	1
		完全半盲	2
		両側性半盲	3

6	顔面麻痺　歯をみせる，額にしわをよせるを指示する　＊反応がない場合は3		
		正常	0
		軽度の麻痺	1
		部分的麻痺	2
		完全麻痺	3

7	左腕　10秒の間に上肢を挙上させる（臥位なら45度，座位なら90度）		
		下垂なし	0
		10秒以内に下垂	1
		90度の挙上，または保持不可	2
		重力に抗して動かない	3
		全く動きがみられない	4

8	右腕　10秒の間に上肢を挙上させる（臥位なら45度，座位なら90度）		
		下垂なし	0
		10秒以内に下垂	1
		90度の挙上，または保持不可	2
		重力に抗して動かない	3
		全く動きがみられない	4

9	左脚　5秒の間に下肢を挙上させる（臥位 30 度）		
		下垂なし	0
		10 秒以内に下垂	1
		90 度の挙上，または保持不可	2
		重力に抗して動かない	3
		全く動きがみられない	4
10	右脚　5秒の間に下肢を挙上させる（臥位 30 度）		
		下垂なし	0
		10 秒以内に下垂	1
		90 度の挙上，または保持不可	2
		重力に抗して動かない	3
		全く動きがみられない	4
11	運動失調　鼻指試験，踵脛試験を行う　＊麻痺例では 0		
		なし	0
		1 肢にあり	1
		2 肢にあり	2
12	感覚　四肢近位部に痛覚刺激を与える		
		正常	0
		軽度～中等度の障害	1
		重度～完全の障害	2
13	言語　呼称カードにある物の名前，文章カードにある文章を読ませる		
		正常	0
		軽度～中等度の失語	1
		重度の失語	2
		無言または全失語	3
14	構音障害　単語カードを復唱させる		
		正常	0
		軽度～中等度の障害	1
		重度の障害	2

15	消去／無視　両側の2点同時刺激を与える		
	正常		0
	軽度の無視		1
	高度の無視		2

脳卒中の機能障害の検査.
・0〜42点（最重症は40点　失調症の検査は意識障害があるとできないため）
・急性期の神経所見の変化を客観的に反映

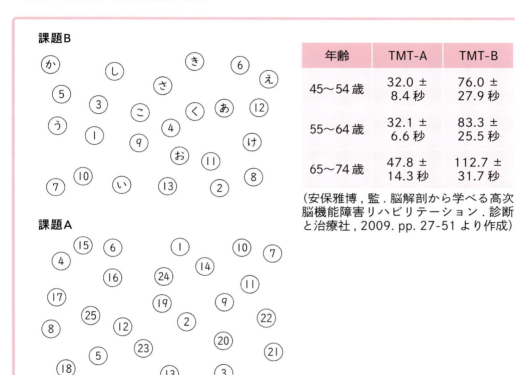

図1-28　Trail Making Test（TMT）
注意障害の検査.

年齢	TMT-A	TMT-B
45〜54歳	32.0 ± 8.4 秒	76.0 ± 27.9 秒
55〜64歳	32.1 ± 6.6 秒	83.3 ± 25.5 秒
65〜74歳	47.8 ± 14.3 秒	112.7 ± 31.7 秒

（安保雅博，監．脳解剖から学べる高次脳機能障害リハビリテーション．診断と治療社，2009. pp. 27-51 より作成）

表1-30　6分間歩行と活動範囲[20]

500 m 以上	高齢日本人の平均的な距離
400 m 以下	外出制限
300 m 以下	ほとんど外出できない
200 m 以下	生活範囲が身のまわりに限定

歩行の持久力，耐容能の検査.
6分間歩行の予測式
・男性：6 MWT ＝（7.57× 身長 cm）－（5.02× 年齢）－（1.76× 体重 kg）－ 309 m
・女性：6 MWT ＝（7.11× 身長 cm）－（2.29× 年齢）－（5.78× 体重 kg）－ 667 m
（千住秀明，他．呼吸器疾患患者の体力特性とその計測方法．理学療法．2005; 22: 226-231 より作成）

表1−31 Borg scale

指数（Scale）	自覚的運動強度
20	
19	非常にきつい　very very hard
18	
17	かなりきつい　very hard
16	
15	きつい　hard
14	
13	ややきつい　somewhat hard
12	
11	楽である　light
10	
9	かなり楽である　very light
8	
7	非常に楽である　very very light
6	

表1−32 NYHA の分類

Ⅰ度	Ⅱ度	Ⅲ度	Ⅳ度
心疾患はあるが，通常の身体活動では症状なし	普通の身体活動で，疲労，呼吸困難などが出現（通常の身体活動がある程度制限）	普通以下の身体活動で，愁訴が出現（通常の身体活動が高度に制限）	安静時にも，呼吸困難を示す（安静時でさえ，心不全症状が出現）
	他の人と一緒に歩ければⅡ度　無理ならⅢ度		

心不全の重症度分類．

表1-33 ヒュージョーンズ（Hugh-Jones）の分類

Ⅰ度	Ⅱ度	Ⅲ度	Ⅳ度	Ⅴ度
同年齢の健康な人と同様の動作ができ，歩行，階段の昇降も健常者並みにできる	同年齢の健康者と同様に歩行できるが，坂道・階段は健常者並みにできない	平地でさえ健常者並みには歩けないが，自分のペースなら1.6km以上歩ける	休みながらでなければ50m歩けない	会話・着替えにも息切れがする．息切れのため外出できない

呼吸不全の重症度分類．

表1-34 mMRC （Modified Medical Research Council Dyspnea Scale）

Grade	息切れの症状
0	激しい運動をしたときだけ息切れがある
1	平坦な道を早歩き歩く，あるいは緩やかな上り坂を歩くときに息切れがある
2	息切れがあるので，同年代の人よりも平坦な道を歩くのが遅い，あるいは平坦な道を自分のペースで歩いているとき，息切れのために立ち止まることがある
3	平坦な道を約90m，あるいは数分歩くと息切れのために立ち止まる
4	息切れがひどく家から出られない，あるいは衣服の着替えをするときにも息切れがある

・Modified Medical Research Council Dyspnea Scaleの略で，息切れの評価法．呼吸器疾患，特に日本でCOPDの呼吸困難の重症度を層別化に使用されることが多い．
・オリジナル版MRCスケールのグレードⅠ～5の5段階をグレード0～4に修正したものがmMRCスケールである．
（Mahler DA, et al. Evaluation of clinical methods for rating dyspnea. Chest. 1988; 93: 580-586より作成）

表1-35　Clinical Frailty Scale（臨床虚弱尺度）

1	非常に健常である	頑健，活動的，精力的，意欲的な人々である．これらの人々は通常定期的に運動を行っている．同年代の中では，最も健常である．
2	健常	活動性の疾患の症状はないものの，カテゴリー1ほど健常ではない．季節などによっては運動をしたり非常に活発だったりする．
3	健康管理されている	時に症状を訴えることがあっても，医学的な問題はよく管理されている．日常生活での歩行以上の運動は普段は行わない．
4	ごく軽度の虚弱	自立からの移行の初期段階である．日常生活で介護は必要としないが，症状により活動性が制限される．よく「動作が鈍くなった」とか，日中から疲れていると訴える．
5	軽度の虚弱	これらの人々は，動作が明らかに鈍くなり，高度なIADLでは介助が必要となる．軽度の虚弱のために，買い物や1人で外出すること，食事の準備，服薬管理が徐々に障害され，軽い家事もできなくなり始めるのが特徴である．
6	中等度の虚弱	屋外でのすべての活動や家事では介護が必要である．屋内でも階段で問題が生じ，入浴では介護が必要である．着替えにもわずかな介助（声掛け，見守り）が必要になることがある．
7	重度の虚弱	どのような原因であれ身のまわりのケアについて完全に要介護状態である．そのような状態であっても，状態は安定しており（6か月以内）死亡するリスクは高くない．
8	非常に重度の虚弱	完全に要介護状態であり，人生の最終段階が近づいている．典型的には，軽度な疾患からでさえ回復できない可能性がある．
9	人生の最終段階	死期が近づいている．高度の虚弱に見えなくても，余命が6か月未満であればこのカテゴリーに入る（人生の最終段階にあっても多くの人は死の間際まで運動ができる）．

(Morley JE, et al.Frailty consensus: a call to action.　J Am Med Dir Assoc.2013; 14: 392-397 より作成)

表1-36 Functional Independence Measure（FIM）による ADL評価[21]

☑「運動 ADL 13 項目」と「認知 ADL 5 項目」で構成
☑ 各 7 〜 1 点の 7 段階評価（合計：126 点〜 18 点）

自立	7 点	完全自立
	6 点	修正自立
部分介助	5 点	監視
介助あり	4 点	最小介助
	3 点	中等度介助
完全介助	2 点	最大介助
	1 点	全介助

運動項目													認知項目				
セルフケア						排泄		移乗			移動		コミュニケーション		社会認識		
食事	整容	清拭	更衣（上半身）	更衣（下半身）	トイレ動作	排尿コントロール	排便コントロール	ベッド・椅子・車椅子	トイレ	浴槽・シャワー	歩行・車椅子	会談	理解（聴覚・視覚）	表出（音声・非音声）	社会的交流	問題解決	記憶
計 42 〜 6 点						計 14 〜 2 点		計 21 〜 3 点			計 14 〜 2 点		計 14 〜 2 点		計 21 〜 3 点		
運動項目 計 91 〜 13 点													認知項目 計 35 〜 5 点				
合計 126 〜 18 点																	

FIM 運動項目 30 点以下 ：食事動作に介助
FIM 運動項目 45 〜 55 点 ：移動手段が車椅子で，移乗や更衣に介助
FIM 運動項目 60 〜 70 点 ：歩行が監視レベルで，階段には介助が必要
FIM 運動項目 80 点以上 ：日常生活で階段昇降可能

検査測定のリフレクションポイント

検査測定	リフレクション	ポイント	
1	主たる基本動作障害を感知する検査測定の項目を挙げてください．検査する順番やその検査方法はどのように考えますか？		☐
2	検査実施にあたり，準備する物品や外部環境はどうすべきでしょうか？		☐
3	検査結果の内容は，症状や障害像を明確に表出・感知していますか？		☐
4	検査結果の内容を踏まえて，他にするべき検査項目はありますか？ その理由は？		☐
5	同様な疾患の患者と比較して，患者の検査結果をどのように考えますか？ 一致している内容は？　一致していない内容は？		☐
6	患者の目標に最も関連する検査測定の項目はどれでしょうか？		☐
7	検査結果の内容が，あなたの仮説（動作障害の原因となる機能障害）を肯定する or 否定するものか検証してください		☐

(Atkinson HL, et al. A tool clinical reasoning and reflection using the internationa classification of functioning, disability and health framework ad patient management model. Physical therapy. 2011; 91: 416-430 より作成)

第6節

統合と解釈

(西守 隆)

統合と解釈の重要項目は以下の4つです[2].

- ・「活動制限」-「基本動作障害（機能的制限）」-「機能障害」の関連性
- ・予後の推測をもとに，現実的な目標と的確な帰結の設定
- ・将来起こりうる機能障害を考える
- ・治療目標の中核的内容に沿った治療戦略の決定

「統合と解釈」の主題は，「『活動制限』-『基本動作障害（機能的制限）』-『機能障害』の関連性」を導くことです．つまり，個人の活動制限を把握するための情報収集や医療面接（問診）の段階から，主訴や現病歴の内容を整理し，活動制限の改善に必要な基本動作能力や機能的制限を選定し，その動作障害の原因となる機能障害を検査結果で数量化し，「活動制限，機能的制限，機能障害の関連性」を導くものです[3].

図1-29 に活動制限から基本動作障害，そして機能障害の関連性を示すスキームを示しています．

図1-29-①：診療記録と医療面接により得られた本症例についての健康状態，診断名，現病歴と経過，既往歴についての簡単にまとめて記載します．

図1-29-②：苦痛や障害を呈する以前の活動状況・ADL（動作方法・条件および手順を含めて），支援内容および環境情報を簡単にまとめて記載します．

図1-29-③：現在の活動状況・ADL（動作方法・条件および手順を含めて）をまとめて，活動制限を記載します．もしくは活動遂行に伴う運動耐用能低下の程度（どの程度連続歩行距離や姿勢保持時間で動悸や息切れが出現するか）を記載します．
急性期疾患の場合は，意識障害の程度，臥位や座位でのバイタルサインなどの数値から全身状態が安定しているかどうか，医学的なリスク管理で必要な事項を挙げます．

図1-29-④：活動制限に共通した要素的な基本動作障害，改善すべき基本動作（短期目標）を選定し，その理由を説明します．ここで大切なことは，活動範囲（屋内・屋外，病

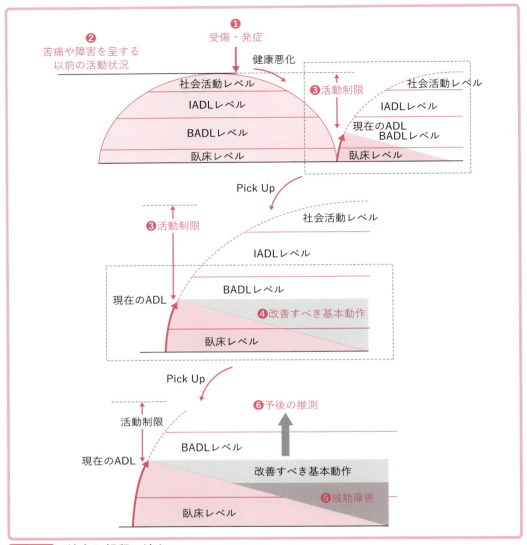

図1-29 統合と解釈の流れ

室内・病棟内など）と動作条件（上肢支持や補助具の有無）を忘れずに限定してください．

図1-29-⑤：**活動制限と機能障害の関連性**を説明します．

図1-29-④で示した要素的な基本動作障害の動作観察・分析した内容で，**どの局面で，どの方向に不安定**なのかを記載します．そして次にその**不安定な局面での逸脱動作**を記述します．

逸脱動作から推測される機能障害を抽出します．

その一つの方法として，正常動作の機能から考えられた内容や，逸脱動作を補正しようとして試みたハンドリング・誘導で得られた動作内容を記し，機能障害の抽出に至った理由を説明し，教科書や文献を用いてその正当性を主張します．

機能障害を抽出する2つ目の方法として，検査結果の異常値から合致する動作障害，運動耐容能の低下を説明します（検査結果との検証）．

図1-29-⑥：予後の推測

リハビリテーション経過中の検査結果による機能障害の回復状況や実行能力・自己管理能力や，活動獲得に影響を与える要因をもとに予後を推測します．活動獲得のネガティブ要因は高年齢，意識障害，認知機能の低下，合併症，高次脳機能障害などがあります．ポジティブな要因は若年齢，歩行能力が高い人，入院時の基本動作能力が高い，入院前の活動性が高い人です[22, 23]．

図1-29-⑦：将来起こりうる機能障害を考える

機能不全によって別の器官に悪影響を与えることがあります．心臓の左心不全があれば呼吸器症状が生じます．また逆も存在します．また機能障害による活動制限に起因して生じるであろう2次的機能障害を列挙しましょう．それによって後述する 図1-29 -⑧の治療内容で運動療法中のリスク管理や2次的機能障害の予防を考えることにつながります．

図1-29-⑧：治療目標の中核的内容にそった治療戦略の決定

図1-29 -⑥の機能障害・活動制限の予後推測にあたって，治療目標の中核的内容が定まってきます．治療介入戦略を分類には，「回復的アプローチ」「代償的アプローチ」「予防的アプローチ」があります．回復的アプローチは，機能障害の改善が見込める場合に積極的にその機能障害を改善することを考えた治療内容を考えます．代償的アプローチは，機能障害の改善に見通しがつかない場合に，ADLの実行能力を高める手段を考えるものです．ここで重要なことは，動作障害の原因として導いた機能障害が改善しないケースでは，次節で説明する「目標設定」に最も効果的な機能障害の改善が問題点として挙げられます。最後に，予防的アプローチは，機能障害により生じる活動性低下で起こる2次的機能障害の予防を考えるものです．

統合と解釈のリフレクションポイント

	統合と解釈　リフレクション　ポイント	
1	活動制限に最も影響している機能障害を，どのように導きましたか？	☐
2	検査結果の内容は，初期に立案した仮説（主たる基本動作障害の原因と考えたもの）を，肯定 or 否定するのですか？	☐
3	治療するために最も重要な検査項目はどれでしょうか？	☐
4	患者の目標や問題点（活動制限・基本動作障害）に関連する機能障害はどのようなものがありますか？	☐
5	患者の予後を，良好にする，もしくは不良にする要因は何でしょうか？	☐
6	身体機能，環境要因および個人要因は，患者にどのような影響を与えていますか？	☐
7	予後を設定するうえで，指標とした内容，文献はどのようなものでしょうか？	☐
8	運動療法の内容を考えるうえで，考慮するものはどのようなものでしょうか？	☐
9	患者個人の環境要因を踏まえて，患者の治療で考える事柄はありますか？	☐
10	患者の行為，意欲について，どのように考えていますか？	☐
11	目標達成に向けて，促進するもしくは減退すること事柄は，どのようなものでしょうか？	☐

(Atkinson HL, et al. A tool clinical reasoning and reflection using the internationa classification of functioning, disability and health framework ad patient management model. Physical therapy. 2011; 91: 416-430 より作成)

第7節 目標設定と問題点抽出

(西守 隆)

　目標設定は,「目標（goals）」と「帰結（outcomes）」に区分けして示されます．帰結は,リハビリテーション終了時に患者が期待されるレベルの活動です．帰結は長期目標となります．目標は,帰結を達成するまでに必要な中間の段階レベルで示されるもので,俗にいう「短期目標」で,おおよそ2〜3週間後に獲得できるであろう活動を指します．

　理学療法目標は,時間的制約内で患者にとって有益な活動について定めます．第6節の「統合と解釈」で基本動作障害として導いた機能障害を問題点とするとは限りません．機能障害の改善が乏しい場合は,基本動作や活動を遂行する手段や方法が異なります．つまり,目標は患者にとって有意義な生活を営むことができる活動とその方法と手段を指し,その活動レベルの目標を達成するために機能改善する内容が機能障害レベルの問題点になります（図1-30,図1-31）．目標設定の内容には,表1-37に示す5つの要素を取り入れて,活動レベルの目標を記載します．

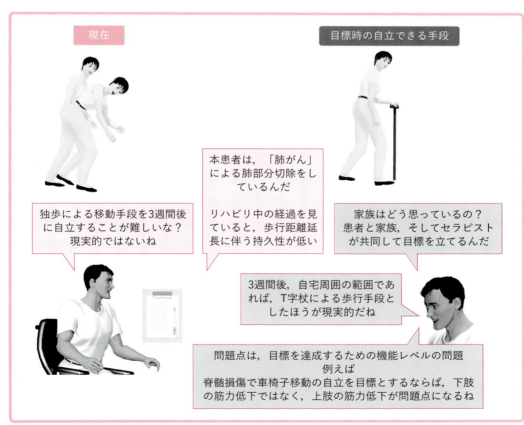

図1-30　目標設定と問題点

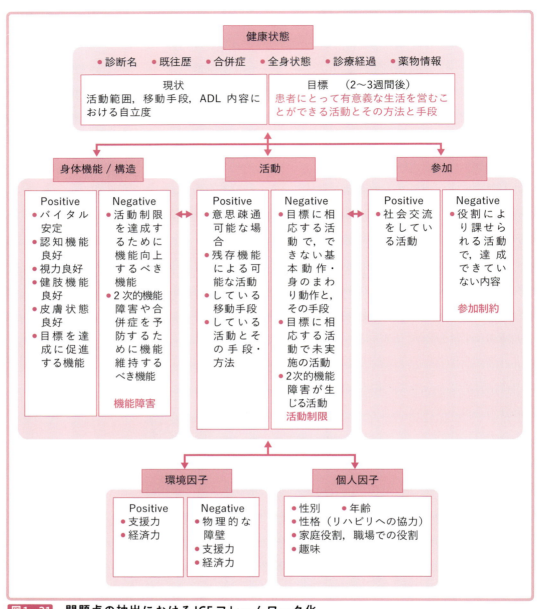

図1-31 問題点の抽出におけるICFフレームワーク化

表1-37　目標設定の5要素　ABCDE

☑目標（G）= A+B+C+D+E

A	(Actor)	誰が目標を達成する	誰が？
B	(Behavior)	個人が実施する姿勢や動作課題	何を実施する？
C	(Condition)	課題を実行する条件	実行する条件？
D	(Degree)	実行する程度	程度・範囲は？
E	(Expected time)	目標達成にかかる時間	時間は？

例
＜歩行動作の場合＞
・本患者は（A），2週間以内（E）に，車輪付き歩行器で病棟内の廊下を（C），50 mの距離を，3分間で（D），歩行を可能にする（B）
＜立ち上がり動作の場合＞
・本患者は（A），3週間以内に（E），上肢支持あり条件で（C），40 cmの高さの椅子から（D），立ち上がりを可能にする（B）

問題点抽出と目標設定のリフレクションポイント

治療計画　リフレクション　ポイント	
1	患者，家族の意向，要望を，目標にどのように組み込みましたか？	☐
2	設定した目標に基づいて，ICFフレームワークを作成しましたか？	☐
3	理学療法の処方　もしくは治療計画（頻度，強度，治療期間）をどのように，決定しましたか？　決定した根拠は？	☐
4	治療計画の鍵（かぎ）となるものはどのようなものでしょうか？	☐
5	患者の個人要因，環境要因が，治療計画にどのように影響を与えていますか？	☐

(Atkinson HL, et al. A tool clinical reasoning and reflection using the internationa classification of functioning, disability and health framework ad patient management model. Physical therapy. 2011; 91: 416-430 より作成)

第 **8** 節

治療方針・プログラム設定

（西守 隆）

　理学療法の治療療内容は，相談（consultation），教育（education），そして介入（intervention）の3つから構成されます．ここでは介入について焦点をあて，説明します．

　治療介入プログラムの立案は，先の目標達成に向けて，運動学習の法則，課題志向型アプローチのエビデンス，そしてリハビリテーション専門領域の知識や文献などの知見をもとに適宜的に混成されます．

　介入は，運動の原理・原則（表1-38），環境変化および運動学習に基づいて行われます．

表1-38 トレーニングの原理・原則

トレーニング（運動）の原理		
1	過負荷 （オーバーロード） の原理	ある程度の負荷を身体に与えないと運動の効果は得られないということです．その強度の最低ラインは，日常生活の中で発揮する力以上の負荷です
2	可逆性の原理	トレーニングを行って高めた体力や筋量も，トレーニングを止めてしまえば元のレベルに戻ってしまいます
3	特異性の原理	筋肉の活動の仕方と関係する能力が増加することです．下肢の筋力強化は下肢に効果がみられます
トレーニング（運動）の原則		
1	漸進性の原則	筋肉を増やしていくためには，同じ負荷でずっと続けるのではなく，徐々に負荷を高めていくことが必要です
2	全面性の原則	有酸素運動，筋力トレーニング，柔軟性などの体力要素もバランスよく高めることです
3	意識性の原則	運動の内容，目的，意義をよく理解して積極的に取り組むこと．どこの部位を鍛えているのか意識しながら行います
4	個別性の原則	トレーニングの実施内容を個人の能力に合わせて決めます．これは効果を得るばかりでなく，安全のためにも極めて重要なことです
5	反復性の原則	運動プログラムは，ある程度の期間，規則的に繰り返します

1. 運動の処方：FITT の方式（frequency-intensity-time-type）

筋力増強運動，可動域運動そして有酸素運動などにおいて，患者にどれくらいの運動をしてもらうかを，患者に合わせて決定しなければなりません．その手助けとなるものとして，FITT の方式（frequency-intensity-time-type）があります（表1-39）.

表1-39 FITT の方式（frequency-intensity-time-type）

F (Frequency)	頻度	どれぐらいの頻度で患者が治療を受けるのでしょうか？ これは一般的に 1 週間で何回治療を受けているか（例えば 3 回／週），または特定の期日までに何回来院するかで決められます
I (Intensity)	強度	運動や活動を繰り返す回数？ スクワット 10 回など
T (Time)	時間	どれくらいの期間，患者が治療を受けるのですか？ これは一般的に 1 週間および何日間という形式で表現されます（例えば 7 週間中，週 3 回） 1 回の治療で予測される治療の長さで定義されます（1 回の治療で 30 分）
T (Type)	種類	特殊的な治療戦略もしくは介入手続きはどのようなものでしょうか？ 例えば，足関節背屈筋の収縮を強化するための経皮的電気刺激など

2. 運動学習

運動学習とは，ある課題を実行する際の状況変化としての抵抗性（resistance to contextual change）によって評価されます．つまり環境が変化した状況で運動課題を実行する適応性となります．例えば，病室のベッドからポータブルへの移乗動作ができるようになると，ポータブルトイレの配置場所やベッドから距離，ベッドの高さが異なっても上手に移乗動作ができることです．運動学習の過程を知ることで，治療プログラム内容を設定することにつながります．患者が動作を獲得してく過程には，「認知ステージ（cognitive stage）」「連合ステージ（associated stage）」，そして「自動ステージ（autonomous stage）」があります（図1-32）.

認知ステージ	連合ステージ	自動ステージ
● 正しい動作を理解させる ● 理想的な動作をみせる ● 環境変化がない状況で練習させる（閉鎖された環境） ● 成功する課題で運動する ● 患者が実施した動作に対して，「良い運動だよ」「悪い運動だよ」の情報を与える（結果の知識） ● できない場合は，何ができていないかを指導する ● 動作を達成するために合図，タイミングを教える情報（外的フィードバック）（パフォーマンスの知識〈運動の特徴〉）を与える	● 正しい運動を考えなくてもでるようになる ● 一貫性のある運動ができる ● 外的フィードバックの頻度を徐々に減らしていく ● 学習者は内的フィードバックによる頻度が増える ● 注意が動作以外に向くようになる	● 動作に集中しないで，自動化された運動ができる ● 多様性のある課題を行える ● 連続した課題を行える ● 環境変化に対応した動作が行える，運動の修正ができる（開放的な環境） ● 2重課題の練習ができる

図1-32 運動学習ステージ

❶ 動作練習の環境

　患者が動作未習得の時期には，できるだけ閉鎖された環境下（いつも同じ環境）による動作練習を行います．

　動作練習の経験を通じて，運動スキル（動作を自立して遂行できる能力）が向上すると，環境を変化させた状況下で動作練習を行い，失敗しない方法を自ら学習していく経験をさせるようにします．最終的に患者の実生活上に一致した環境に課題内容に変化させて動作練習をします．

❷ フィードバック（Feedback）

　運動学習や理学療法理論の根幹は，運動学習を促進するためのフィードバックともいわれています．フィードバックは内的なものと，外的なものがあります．内的フィードバックは患者が実行した際に自らの感覚情報（主として体性感覚）として感じることで，運動が良かっ

80

たのか，悪かったのかを判定する情報源です．外的フィードバックは外部からの口頭支持や姿勢鏡などで動作情報を得る情報源です．理学療法においては，内部および外部フィードバックの両方を，運動学習を強化するために用いられます．

　両方のフィードバックは動作練習の運動中や終了後に患者に受容されますが，運動の終了時および課題の結果について強化するフィードバックは，結果の知識（Knowledge of results：KR）といわれます．また運動中に運動の方法，手順，身体の動かし方を教示するフィードバックは，パフォーマンスの知識（Knowledge of performance：KP）といわれます．

　運動学習初期の認知ステージでは，結果の知識と，外的フィードバックを与えながら，パフォーマンスの知識の両方を比較的に多用して，正しい運動の理解に努めます．学習ステージが進展していくにしたがって，結果の知識をもとに，患者自身で「今の運動が良かった」と感じるような内的フィードバックによる正しい動作，自動化された動作の獲得を進めていくようにします．

治療プログラム立案のリフレクションポイント

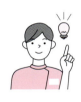

	治療介入　リフレクション　ポイント	
1	患者に相応する全体的な理学療法アプローチや戦略（運動学習，筋力増強運動など）を考えましたか？	☐
	・治療中の個々の手順や優先順序を考えましたか？	☐
	・患者の意欲を継続させる提案や方策はどのようなことですか？	☐
	・あなたが考えたアプローチは，どのような理論やエビデンスから用いられていますか？	☐
2	立案した治療計画について，特別な戦略（患者にとってのオリジナル）はどのようなことですか？	☐
3	治療介入戦略を考えた理論はどのようなものですか？	☐
4	立案した治療介入は，ICFフレームワークに当てはめると，どの構成要素に関わりを持っていますか？	☐
5	患者やその家族に対して治療介入の内容を修正する場合，どのような修正内容になりますか？　修正するための基準は何ですか？	☐
6	治療面での準備や調整はどのようなことがありますか？	☐
7	他の関連職種との情報交換はどのような内容がありますか？	☐
8	治療中の安全確保についてどのようなことを配慮しますか？	☐

9	患者／家族への教育について	☐
	・指導のための全体的な戦略はどのようなものですか？	☐
	・患者／家族に対しての配慮，学習方法，学習効果をあげる取り組みはどのようなことがありますか？	☐
	・理解と同意を得るためにどのような行動をしますか？	☐
	・コミュニケーションを上手にとる方法は何ですか？（言語 or ジェスチャーなどの非言語）	☐

(Atkinson HL, et al. A tool clinical reasoning and reflection using the internationa classification of functioning, disability and health framework ad patient management model. Physical therapy. 2011; 91: 416-430 より作成)

参考文献

1) 公益社団法人日本理学療法士協会. 臨床実習教育の手引き 第6版. pp. 7-14. https://www.japanpt.or.jp/activity/asset/pdf/Clinical%20training%20Educational%20guide_compressed.pdf（閲覧日：2024年3月15日）
2) Schenkman M, et al. An integrated framework for decision making in neurologic physical therapist practice. Phys Ther. 2006; 86: 1681-702.
3) 上杉雅之, 監. 西守 隆, 編. 統合と解釈がよくわかる実践！ 理学療法評価学. 医歯薬出版, 2018.
4) Atkinson HL, et al. A tool clinical reasoning and reflection using the international classification of functioning, disability and health framework ad patient management model. Physical therapy. 2011; 91: 416-430.
5) 西守 隆, 他. 統合と解釈のプロセス. PTジャーナル. 2019; 53: 449-458.
6) 内山 靖. 症候障害学序説 理学療法の臨床思考過程モデル. 文光堂, 2006. pp. 11-61.
7) 星 文彦. 失調症の理学療法. 理学療法. 1988; 5: 109-117.
8) 西守 隆, 編. 動作のメカニズムがわかる実践！ 動作分析. 医歯薬出版, 2016. pp. 22-35.
9) 安保雅博, 監. 脳解剖から学べる高次脳機能障害リハビリテーション. 診断と治療社, 2009. pp. 27-51.
10) Karnath HO, et al. The origine of contraversive pushing: Evience for a second graviceptive system in humans. Neurology. 2000; 55: 1298-1304.
11) 道免和久, 編. リハビリテーション評価データブック. 医学書院, 2010. p. 22.
12) Duncan PW, et al. Functional reach; A new clinical measure of banlance. J Gerontol. 1990; 45: M192-197.
13) 望月 久. 平衡とバランス―成人. 内山 靖, 編. 図解 理学療法検査・測定ガイド 第3版. 文光堂, 2023. pp. 415－429.
14) Newton RA. Balance screening of an inner city older adult population. Arch Phys Med Rehabi. 1997; 78: 587-591.
15) 坂田悍教. 運動器不安定症を有する地域高齢者に関する開眼片脚起立特性. 整形・災害外科. 2007; 50: 17-25.
16) Berg K, et al. The balance scale: Reliability assessment for elderly residents and patients with an acute stroke. Scand J Rehabiil Med. 1995; 27: 27
17) Whitney SL. et al. The dynamic gait index relates to self-reported fall history in dividual with vestibular dysfunction. J Vestib Res. 2000; 10: 99-105.
18) Gurainik JM, et al. Lower-extremity function in persons over the ege of 70 years as a predictor of subsequent disability. N Engke J Med. 1985; 332: 556-56I
19) Buatois S, et al. Five times sit to stand test is a predictor of recument falls in healthy community-living subjects aged 65 and older. J Am Geriatr Soc. 2008; 56: 1575-1577.
20) 千住秀明, 他. 呼吸器疾患患者の体力特性とその計測方法. 理学療法. 2005; 22: 226-231.
21) 小山哲男. 急性期における機能回復の予後予測. 総合リハ. 2014; 42: 423-432.
22) 鄭 丞媛, 他. 回復期リハビリテーション病棟における自立度予測. 総合リハ. 2014; 42: 533-538.
23) 田中伸弥. 心血管理学療法に必要な臨床指標とその意義―運動機能・運動耐用能―. 理学療法学. 2017; 44 (Suppl3)：92-94.

第 2 章

各疾患の
PT評価プロセスと
臨床推論

第1節 運動器疾患

(大野直紀)

1. 人工股関節全置換術（THA）

1 症例の情報提示

【年齢】85歳　【性別】女性
【身長】134.0cm　【体重】39.2kg　【BMI】21.8
【診断名】右急速破壊型股関節症
【術式】人工股関節全置換術（total hip arthroplasty：THA）
　　　　侵襲方法：後外側アプローチ
　　　　脱臼肢位：股関節屈曲，内転，内旋の複合運動
　　　　　　　　　股関節過屈曲
【現病歴】XX年6月に右股関節を動かす際に音が鳴っているような自覚症状を認め，近医を受診しましたが，医師の指示で経過観察となりました．その後も同様の症状は続いていましたが，同年12月頃から右鼠径部痛を強く認めたため再診したところ，寛骨臼および大腿骨頭の圧潰を認め（図2-1），急速破壊型股関節症と診断されました．当院には手術目的で入院となりました．現在，術後60日です．

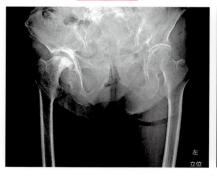
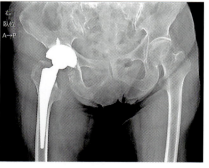

手術前　　　手術後

図2-1　手術前後のレントゲン
手術前は大腿骨頭および臼蓋の骨破壊が見られ，大腿骨頭は圧潰し，球形を保たれていませんでした．また，骨棘形成や関節裂隙の狭小化は顕著ではありませんでした．

【既往歴】腰椎変性側弯症，高血圧，骨粗鬆症

【入院前の活動状況】

　自宅内では伝い歩き，屋外ではシルバーカーを利用して移動し，平屋の一軒家に独居で生活していました．買い物は宅配を利用し，家事全般は自立していました．デイサービス（2回/週）や病院への外出は，車の送迎により行うことができていました．趣味は園芸ですが，右股関節痛の増強以降，園芸を行うことができていませんでした．キーパーソンの長女が車で15分程度の距離に在住し，1週間に1度は来宅されていました．なお，介護保険の要介護認定は要支援2でした．

【現在の活動状況】

　術後翌日，車椅子への移乗練習が開始となり，バルーンカテーテルを抜去して看護師の監視下で身体障害者トイレでの排泄動作を開始しました．術後2日目以降，歩行練習として平行棒，歩行器，シルバーカーを使用した歩行を段階的に開始し，術後4日目には病棟内の移動様式としてシルバーカーを使用した歩行を獲得しました．術後6日目の活動状況は，理学療法場面で杖歩行練習を開始していましたが，病棟内移動としての実用性は得られていませんでした．

② 疾患の病態把握

疾患の病態を解説

　急速破壊型股関節症とは，高齢者の明らかな構造的異常がない股関節が6か月〜1年以内に急速に破壊をきたす疾患の総称です[1]．この疾患の診断基準は，股関節に2mm/年以上のペースで関節腔の狭窄が認められた場合に診断され，70歳以上の女性の高齢者に多い[1]とされています．発症要因には，大腿骨頭軟骨下骨脆弱骨折[2]，寛骨臼形成不全[3]，骨盤後傾[4]，局所的関節炎[5]による軟骨の融解や滑膜炎などの複数の要因がありますが，その要因は確立されていません．治療の第一選択は，人工股関節全置換術（THA）です．

　本症例の場合，骨頭前方部分の寛骨臼蓋の被覆量を減少[6]させる骨盤後傾やそれを誘発させる円背を併発しており，急速破壊型股関節症の要因になった可能性が考えらます．その身体症状は，鼠径部を中心とした疼痛（荷重時痛・運動時痛），股関節の可動域制限（伸展・内旋），筋力低下（主に屈曲・伸展・外転）が生じ，歩き始めの顕著な跛行や長距離歩行の制限，上肢支持なしでの歩行困難などの歩行障害を認めていました．

既往歴の病態を解説

　腰椎変性側弯症とは，腰椎椎間板変性を基盤として生じたCobb角10度以上の側弯変形を有し，それに起因した腰痛や馬尾・神経根症状などの臨床症状を伴うものとして定義されます．本症例は腰椎変性側弯症による腰痛・右大腿外側部痛・下腿外側部痛を認めていましたが，湿布や

鎮痛薬の処方などの保存療法で経過観察していました．また，腰椎の右凸の側弯に対し，胸椎では左凸の代償性側弯を呈するダブルカーブを認めていました（図2-2）．

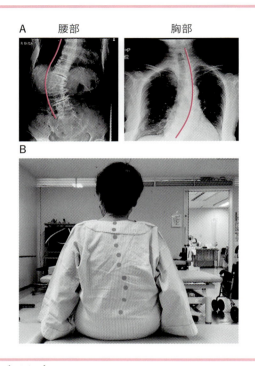

図2-2　胸腰椎のアライメント
A：胸腰部のレントゲン所見．腰部所見（左）では，第2腰椎を頂点とした右凸の側弯を認めました．胸部所見（右）では，左凸の側弯を認め，脊椎のダブルカーブが確認されました．
B：座位姿勢の視診．脊椎のダブルカーブが姿勢観察からでも確認されました．

　←症例の情報提示の解説動画はコチラ

　ここで，本症例の情報収集から考えられる運動療法に際してのリスクマネジメントを以下に示します．

THAの手術侵襲アプローチによる脱臼肢位の把握

　THAの手術侵襲方法が後側方アプローチの場合，術後の脱臼肢位は股関節の屈曲・内転・内旋の複合運動および過屈曲の運動方向です．術中操作では，中殿筋の後方から大殿筋を縦切するように侵襲し，短外旋筋群や後方関節包を切離するため，術後に切離部の筋力低下が生じやすくなります．また，切離部の瘢痕形成が完成するまでは後方脱臼を起こしやすい状態であるため，特に急性期には脱臼予防が重要です．術後脱臼のメカニズムは，インプラント同士，インプラントと骨，骨同士の3種類のインピンジメント（衝突）が，その部分を支点とした「てこの原理」が働き，骨頭を求心位に保てず，脱臼させようとする力が発生します[7,8]．その力が股関節の軟

部組織の緊張や抵抗力よりも大きくなった場合に脱臼が生じてしまいます．THA術後の脱臼率は，初回THAで1～5％，再置換術で5～15％であり，その要因にはインピンジメント，インプラントの設置不良，不適切な軟部組織バランス，脊椎変形・脊椎可動性不良などの複数の要因が関連します[8]．

深部静脈血栓症の予防

THAは大腿骨骨髄腔の処置や脱臼操作などによる血流の鬱滞，術後の不動などによる下肢の深部静脈血栓症（deep vein thrombosis：DVT）が周術期の合併症の一つです．その発生頻度は20～30％ですが，DVTが下肢静脈から剥がれて肺動脈まで流れて閉塞すると，肺血栓塞栓症が0.5～1.0％程度の発生頻度で発症し，重篤の場合は死に至ります（致死性血栓性塞栓症の発生頻度は0.5％未満）[9]．

DVT予防には，抗凝固薬の投与による薬物療法と，間欠式空気圧迫法や弾性ストッキングの着用，足関節の底屈・背屈運動などの非薬物療法が行われます．当院では，術前段階からDVT予防として推奨される足関節底屈・背屈の自動運動を行うカフパンピングを指導し，手術直後から離床が進むまで間欠式空気圧迫法を行ってDVTの発生を予防しています．術後の嘔気や嘔吐，離床時のバイタルサインの異常（起立性低血圧など）により離床が遅延する場合，継続してDVT予防が必要となります．

腰椎変性側弯症や過度な円背肢位による腰痛・下肢痛の増悪リスク

手術直後から翌日までは，背臥位での長時間の臥床が続くことになり，加えて術後疼痛やDVT予防としての間欠的空気圧迫法の施行によって，患者による体動を行いにくい状況にさせてしまいます．本症例は，過度な円背肢位を有するため，臥床に伴う腰部への体圧集中や腰痛が発生しやすい状況です．また，手術前には腰椎変性側弯症による腰痛，下肢痛などの症状を認めていたため，その症状が増悪する可能性が懸念されます．

それらの予防には，術後の有効なポジショニングや看護師による対する体位変換，除圧方法の指導を行っておくことが重要であり，患者に合わせた方法をベッドサイドに紙面で共有していくことも効果的です．

③ 改善すべき基本動作の選定とその理由

術後6日目には，シルバーカーを使用した歩行の実用性は高まり，入院時の移動手段を獲得することができていました．しかし，入院前の情報収集や本人の要望（Demand）である「片手支持で歩きたい」を考慮すると，術後6日目の獲得すべき日常生活動作（activities of daily living：ADL）は，汎用性の高いT-cane歩行となります．

現時点のシルバーカーを使用した歩行では，病室内のトイレの幅が狭く，出入りや方向転換が

困難であるため，身体障害者用のトイレを利用する必要がありますが，T-cane 歩行では自室内トイレを利用することが可能です．さらに，退院後の生活を見据えると，両上肢を支持した状態での移動しかできない動作状況では，家事や趣味の園芸における上肢活動を妨げる可能性が高いと予測されます．したがって，片上肢支持のみで移動する T-cane 歩行を獲得することが，術後6日目の改善すべき基本動作として先決と考えられました．

　期待する目標や留意点として，T-cane 歩行の獲得は，室内移動や退院後の参加の範囲を拡大することで生活の質（quality of life：QOL）の向上が期待される一方，T-cane 歩行で移動する範囲が拡大することによる転倒リスクの増大には留意すべきです．転倒予防のためのバランス機能を含めた身体機能の向上のみならず，病室内のベッド周辺環境や動線の整備，そして退院後は平屋の家屋でバリアフリーには対応していますが，高齢の独居であるため，転倒時の緊急時対応システムや社会サービスの見直しを検討することも重要です．

4 基本動作の動作観察・分析

　病棟での移動が自立している両上肢支持でのシルバーカーを使用した歩行に対し，片上肢支持での平行棒内歩行および T-cane 歩行の違いを動作観察・分析し，T-cane 歩行の実用性低下に与える機能障害を推定しました（図2-3）．

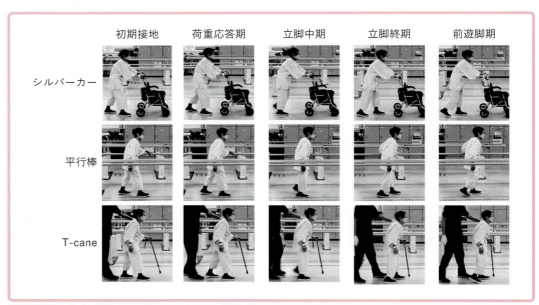

図2-3　歩行補助具の違いによる歩行動作

←歩行補助具の違いによる歩行動作の観察・分析の解説動画はコチラ

シルバーカーを使用した歩行の動作観察

歩行中，体幹屈曲位でシルバーカーを両上肢で把持しており，方向転換も含めてシルバーカーの操作は円滑です．歩行の特徴は，右立脚中期〜終期における右股関節伸展運動が不十分で骨盤の右後方回旋が生じていますが，ステップ長の左右差はほとんど見られていません．

平行棒内歩行の動作観察

歩行パターンは，右立脚相で平行棒を左上肢で支持する2動作歩行であり，自立度は遠位監視です．平行棒内歩行の特徴は，右立脚相において左上肢で平行棒を把持しますが，平行棒への支持に加えて引っ張る動作が加わることです．シルバーカーを使用した歩行で観察された右立脚中期以降の股関節伸展運動の不足は残存していますが，骨盤の右後方回旋は消失し，左ステップ長は短縮しました．

T-cane歩行の動作観察

歩行パターンは，右立脚相において左上肢で把持するT-caneをやや前方へ接地させた2動作歩行であり，自立度は近位監視です．T-cane歩行の特徴は，右立脚相の荷重応答期〜立脚中期における股関節伸展運動が不足し，過度な骨盤および体幹の前傾と骨盤右後方回旋が生じることです．続く立脚中期以降，体幹前傾が強くなり前方への転倒リスクが高まります．それらの動きの発生頻度や程度が歩行周期ごとに異なり，動作の安定性が欠如しています．

片上肢支持での歩行動作の特徴として，歩行補助具が平行棒およびT-caneのどちらも立脚終期の股関節伸展運動の不足と左ステップ長の短縮が共通して見られましたが，T-cane歩行における右立脚相の荷重応答期〜立脚中期に生じる右股関節伸展運動の不足とそれに伴う骨盤前傾・右後方回旋が安全性・安定性に影響していました．平行棒内歩行では，左上肢で引っ張る動作が加わると同時にそれらの逸脱動作は消失したことから，荷重応答期〜立脚中期に要求される股関節伸展筋力の低下が主要な機能障害である可能性が予想されました．そこで，股関節伸展筋力の影響が観察されやすい立ち上がり動作を座面高や上肢使用の有無を設定し，動作間の違いを観察しました（図2-4）．

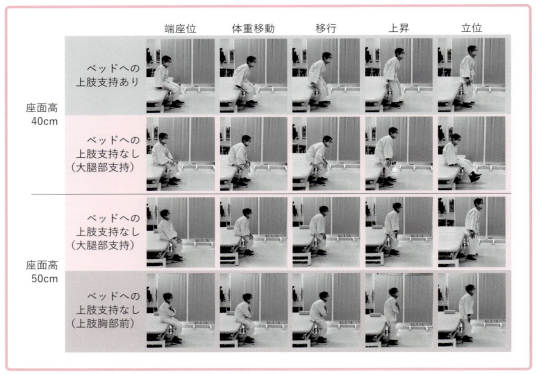

図2-4 立ち上がり条件の違いによる動作観察

　←立ち上がり動作の観察・分析の解説動画はコチラ

立ち上がり動作（座面高40cm）

　自発的に自然に遂行した立ち上がり動作では，立ち上がり動作直前に右下肢をやや後方に引いて接地させ，ベッドに対する上肢支持は上昇相まで続いています．ベッドから上肢が離れた後，上昇相で立位になるまで足尖が浮き，立位では骨盤後傾，体幹屈曲位で後方重心となります．一方，ベッドへの上肢支持を制限した拘束条件では，大腿部に上肢を支持させていますが，臀部離床後にも続く足関節背屈運動を伴う下腿前傾が生じず，臀部が離床してもすぐに着座してしまいます．そして，膝関節伸展と同時に下腿後傾が生じ，膝後面をベッドに押し当てていますが，後方重心のまま上昇相へ移行するため，立ち上がりが失敗していました．

立ち上がり動作（座面高50cm）

　座面を高くした環境で自然に遂行した立ち上がり動作でも，両上肢をベッドに支持して立ち上がり動作を行っていました．ベッドに対する上肢支持を制限した拘束条件では，高さ40cmの座面からの立ち上がりと同様，大腿部に上肢を支持させますが，臀部離床後の足関節背屈運動に

伴う下腿前傾がみられ，続く膝関節伸展運動に対しても前傾していた下腿を直立位まで後傾させることが可能でした．さらに，両上肢を胸の前に組んで上肢の使用を制限した拘束条件でも，後方への転倒が見られず立ち上がり動作が可能でした．

⑤ 検査結果と動作能力の照合

術後6日目の身体機能評価およびパフォーマンステストの結果を 図2-5 に示します．

パフォーマンステスト

	シルバーカー	杖
10m 歩行時間	14.6	21.3
TUG	20.1	21.5
5 回立ち上がりテスト	19.9	

単位：秒

NRS

		安静時	荷重時
鼠径部	術前	0	4
	術後	0	1
臀部	術前	0	8
	術後	1	3〜4

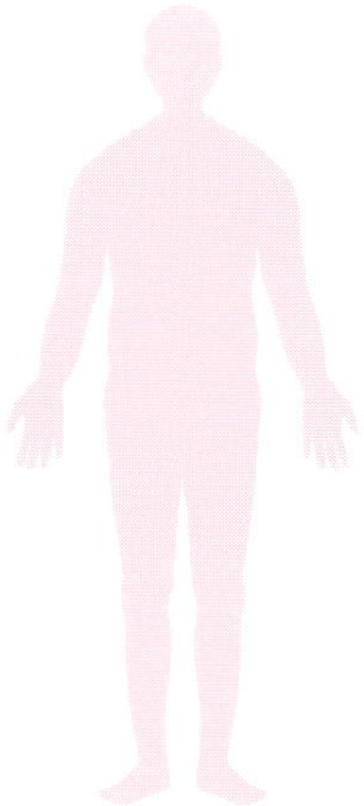

握力

	右	左
測定値	13.8	11.5

単位：kg

MMT

部位	運動方向	右	左
体幹	屈曲	4	
股関節	屈曲	2	5
	伸展	2	4
	外転	2	4
	内転	4	5
	外旋	2	4
	内旋	-	4
膝関節	屈曲	5	5
	伸展	5	5
足関節	背屈	5	5
	底屈	4	4

下肢長

		右	左
棘果長	術前	68.0	70.0
	術後	70.0	70.0
転子果長	術前	65.0	65.0
	術後	65.0	65.0

単位：cm

周径

		右	左
大腿周径（膝蓋骨上10cm）	術前	36.0	38.0
	術後	40.0	38.0
下腿最大周径	術前	27.0	29.0
	術後	28.0	29.0

単位：cm

ROM

部位	運動方向	右	左
股関節	屈曲	90	120
	伸展	5	5
	外転	30	40
	内転	10	10
	外旋	20	45
	内旋	-	30
膝関節	屈曲	120	120
	伸展	0	0
足関節	背屈	20	20
	底屈	45	45

単位：度

図2-5 理学療法評価の内容と結果

歩行中に必要な股関節の関節可動域には顕著な制限はありませんでしたが，筋力は股関節屈曲，伸展，外転，外旋運動がすべて Manual Muscle Testing（MMT）2 で筋力低下を認めました．疼痛評価では，鼠径部や臀部（術創部）の術後の安静時痛は少なかったですが，歩行時を含めた荷重時痛は NRS 3〜4 であり，術前評価時（NRS 8〜9）よりも大幅に疼痛軽減を認めていました．下肢長の測定では，手術前後ともに転子果長には左右差がなく，手術前において右下肢の棘果長が短縮していました．手術後の棘果長には左右差はみられませんでしたが，脊椎の右凸側弯による骨盤傾斜（左挙上位）は見かけ上で脚長差があるように観察されました．歩行能力検査では，シルバーカーと T-cane の歩行補助具の違いによる測定結果の乖離は，Timed Up and Go Test（TUG）では認めませんでしたが，10 m 歩行速度では杖歩行で遅延していました．また，5 回立ち上がりテストは椅子に上肢支持の使用を認める条件であれば動作遂行可能ですが，上肢支持の使用を認めない拘束条件では立ち上がることができませんでした．下肢荷重量測定では，2 つの体重計を用いてそれぞれの下肢の最大荷重量を測定したところ，両下肢ともに全体重を荷重することが可能でした．

　一方，歩行中の歩行補助具への支持量の違いを評価するために，ハンドヘルドダイナモメーターを左手に固定し，歩行時の左上肢への荷重量を検証してみました（図 2－6）．その結果，左上肢への荷重量は平行棒内歩行 2.8 ± 0.4 kg，シルバーカーを使用した歩行 4.8 ± 0.3 kg，T-cane 歩行 3.9 ± 0.9 kg でした．特徴は片上肢支持での歩行条件において，平行棒よりも T-cane で上肢支持量が大きく，支持量の変動（ばらつき）が大きいことでした．

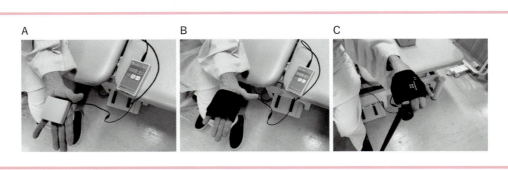

図 2－6　歩行中における上肢への荷重量測定
ハンドヘルドダイナモメーター（HDD）を手で持ち（A），弾性バンドでその HDD を固定します（B）．この状態で平行棒内歩行やシルバーカーを使用した歩行で上肢への荷重量を測定していますが，T-cane 歩行では HDD と杖を弾性バンドで固定して上肢への荷重量を測定します（C）．

6　統合と解釈

　本症例は急速破壊型股関節症に対する THA を施行した術後 6 日目であり，主要な活動制限は，T-cane 歩行による移動が困難であることです．T-cane 歩行の獲得は，病室内トイレの使用やベッド周辺の移動を可能にすることに加え，退院後の移動可能範囲の拡大と趣味の園芸ができる可能性が高まり，QOL の向上を期待することができます．

活動制限と機能障害の関連性

　術後6日目の移動動作では，両上肢で支持できるシルバーカーを使用した歩行は自立していますが，片上肢支持ではT-cane歩行の実用性は低く，その一方で支持物として固定性の高い平行棒を支持すると，歩行は安定して遠位監視の自立度になりました．すなわち，右立脚相における逸脱動作とその機能障害がT-cane歩行の自立度に影響し，その補償として左上肢を利用するため，支持物の固定性の違いによる歩行の自立度の違いが観察されたと推察できます．

T-cane歩行の実用性に影響を与える逸脱動作とその機能障害

　T-cane歩行で抽出された逸脱動作は，右立脚相の荷重応答期～立脚中期にかけての右股関節伸展運動が不足し，過度な骨盤および体幹の前傾と骨盤右後方回旋が生じ，続く立脚中期以降の過度な体幹前傾が生じることでした．その右立脚相での一連の逸脱動作により，右立脚時間や動作の安定性が欠如し，前方への転倒リスクが高まっていました．通常，下肢が地面へ接地後の床反力ベクトルは，初期接地～荷重応答期にかけて股関節の前方を通過するため，股関節を屈曲させる外力が働くのに対し，大殿筋の活動を主とした股関節伸展モーメントを発揮して股関節の屈曲とそれに伴う骨盤・体幹の前傾を制動しています[10]．また，水平面上では床反力ベクトルが股関節の内側を通過するため，支持側の股関節を内旋させる外力（遊脚側の骨盤を前方回旋）が働き，股関節外旋筋群はこの制動作用を有します[10]．しかし，本症例は右股関節伸展および外旋筋群の筋力低下により，右荷重応答期～立脚中期に股関節屈曲運動および内旋運動に伴う骨盤の前傾・右後方回旋が生じていると推察されます．

　一方，固定性の高い支持物である平行棒での歩行動作では，右上肢の使用が支持作用のみならず，引き込むことも可能となります．左上肢への支持量を測定した結果，平行棒はT-caneよりも左上肢への荷重量が少なく，平行棒を支持よりも引き込む動作で利用していた可能性が高いと考えられます．この上肢の引き込む動作は，立脚相における身体の前方移動を，上肢を介して体幹および骨盤を前方へ配置させるため，間接的に股関節伸展運動を補償していると推察できます．そのため，平行棒内歩行では，T-cane歩行で見られた右荷重応答期～立脚中期にかけての骨盤前傾・右後方回旋が生じず，右立脚相を安定させることが可能であったため，自立度が遠位監視で可能であったと考えられます．一方，T-cane歩行では，杖を前方へ接地させることで杖からの床反力ベクトルの後方成分を発生させ，上肢を介して体幹前傾を制動する補助作用として寄与していた可能性が考えられます．また，左上肢への支持量の変動（標準偏差）は，歩行補助具の中で最も大きく，右下肢の荷重量は不安定であることが観測されました．

機能障害を特定するための条件課題

　この大殿筋を主とした股関節伸展筋力低下を明瞭化するために，座面高や上肢使用の有無の条件を設定した立ち上がり動作を観察しました．一般的な座面高40cmからの立ち上がり動作では，ベッドや椅子への上肢支持がなければ立ち上がることができませんが，座面高50cmからの

立ち上がり動作では，上肢支持を抑制した拘束条件でも立ち上がることが可能でした．これは，座面高 40〜60 cm の範囲の中で高さが高くなるほど，股関節および膝関節モーメントが小さくなる[11] ため，座面高が 10 cm 高くなることで股関節および膝関節伸展筋力を補償でき，上肢支持が不要になったと推察されます．さらに，本症例は膝関節伸展筋力を十分保有しているため，大殿筋を主とした股関節伸展筋力低下が座面高に影響していた可能性が高いと考えられます．

この大殿筋の筋力低下は，立ち上がり体重移動相における骨盤や体幹の前傾を制御できず，重心の前方移動が不十分なまま移行相へ移行するため，臀部離床後に後方へ転倒もしくは上肢支持の必要性が生じたと考えられます．しかし，立ち上がり動作は上肢で代償することで立ち上がることができるため，活動制限としての上位の優先順位となりませんでした．

機能障害の予後予測

術後 6 日目時点では，THA 後外側アプローチの手術侵襲に伴う切離筋（大殿筋や短外旋筋群）の筋力回復や関節包を含む後方軟部組織の瘢痕形成が不十分です．侵襲方法により筋力回復にかかる期間が異なりますが，手術後に生じる筋力低下は 6 週間後には筋力回復しはじめ，3 か月後にはほぼ筋力回復しています[12]．一方，術創部の熱感や安静時痛は認めないことから術後の炎症反応は改善傾向と考えられ，右下肢全体の浮腫や荷重時痛は経時的に改善することが見込まれます．大殿筋や短外旋筋群の筋力回復に加え，この荷重時痛の軽減は歩行中の筋発揮を高めて T-cane 歩行が安定することが期待できます．

❼ 目標設定と問題点の抽出 （図2-7）

本症例は，当院の THA 術後クリニカルパスに則り，術後 2 週間で退院となる予定であるため，残り 8 日間以内に T-cane 歩行の実用性を獲得することが短期目標となります．院内 ADL では，自室トイレまでの 3 m 程度の距離を T-cane 歩行で移動できることが優先的課題となります．しかし，支持物を T-cane のみに限定するのではなく，反対側上肢で壁や手すりなどの固定物への支持を許容することは大切です．そして，段階的に上肢の支持物を減らし，最終的に左上肢で把持する T-cane のみで歩行を獲得することを目指します．

この T-cane 歩行の実用性を獲得する過程は，退院後の屋内外での移動において，T-cane と反対側上肢で壁やテーブルなどを支持する動作を身につけられる高い汎用性を有します．そのため，必ずしも T-cane だけの支持物に限定した歩行ではなく，院内および退院後の実生活に応用できる移動様式を獲得することを重視すべきと考えられます．一方，長期目標は，趣味の園芸が行えることであり，3 か月程度の期間を目途にします．

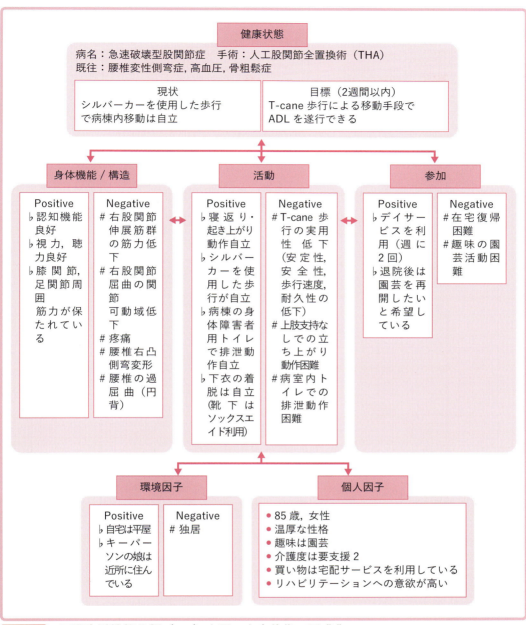

図2-7 国際生活機能分類（ICF）を用いた全体像の図式化

8 治療介入と治療プログラム

　本症例の運動療法の主な目的は，T-cane 歩行における逸脱動作の主要な機能障害となっている大殿筋の筋力強化とその動作時の筋発揮を高め，T-cane 歩行の実用性を高めることです．歩行時，荷重応答期において大殿筋は股関節伸展作用のみならず，深層外旋六筋と協働して水平面上での外旋作用を発揮します．大殿筋の筋力強化を開放性運動連鎖（open kinetic chain：OKC）

から行い，徐々に閉鎖性運動連鎖（closed kinetic chain：CKC）へ移行し，その中で外乱刺激や不安定な環境を設定して大殿筋の動作場面での筋発揮できるようにプログラムの立案を行いました（図2-8）．

理学療法のリスクマネジメントは脱臼予防，DVTの発生予防，右凸の側弯や円背による腰痛の増悪が生じないように運動プログラムを構築しました．具体的には，運動療法中に脱臼肢位にならないように配慮を行いながら筋力強化や関節可動域練習を実施しました．実際にはリハビリテーション中に脱臼する以外にも病棟で脱臼するケースも多く，看護師と協働しながら脱臼予防のための肢位や動作を共有しました．大腿内側へクッションを挟み，非術側の左側への寝返りや起き上がり動作を指導しました．また，術後の臥床時間の延長は，腰痛の増悪リスクが高いため，円背を考慮してギャッジアップ角度を軽度挙上位で調整しました．

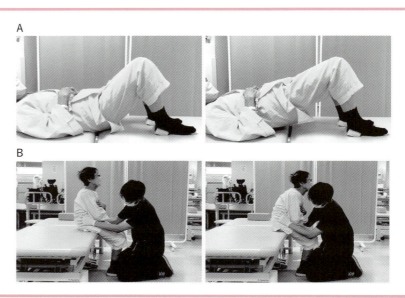

図2-8　理学療法プログラムの一例

歩行時の荷重応答期〜立脚中期における大殿筋の筋発揮を高めるため，閉鎖性運動連鎖（CKC）の状況下での大殿筋の筋力強化の一例を示します．
A：踵への荷重を意識させるため，スポンジを踵下に設置し，そのスポンジを圧し潰すように荷重をした結果，大殿筋の強い筋収縮とともに臀部が挙上します．
B：立ち上がり動作における股関節屈曲運動に伴う骨盤前傾を誘導し，その制動作用としての大殿筋の筋収縮を誘発します．

参考文献

1) Postel M, et al. Total prosthetic replacement in rapidly destructive arthrosis of the hip joint. Clin Orthop Relat Res. 1970; 72: 138-144.
2) Yamamoto T, et al. The role of subchondral insufficiency fracture in rapidly destruction of the hip joint. Arthritis & Rheumatism. 2000; 43: 2423-2427.
3) Motomura G, et al. Outcome of the contralateral hip in rapidly destructive arthrosis after total hip arthroplasty: a preliminary report. J Arthroplasty. 2006; 21:1026-1031.
4) Onishi E, et al. Association between sagittal spinopelvic alignment and femoral head destruction in the early stage of rapidly destructive coxopathy. Bone Jt Open. 2022; 3: 77-84.
5) Ogawa K, et al. Mature and activated osteoclasts exist in the synovium of rapidly destructive coxarthrosis. J Bone Miner Metab. 2007; 25: 354-360.
6) 尾崎　誠，他．骨盤傾斜に伴う臼蓋の骨頭被覆の変化．整形外科と災害外科．1993; 42: 521-525.

7) 木村晶理, 他. 股関節5―人工股関節全置換術の合併症. 理学療法. 2016; 33: 2016.
8) 加畑多文. 人工股関節全置換術における手術進入路と脱臼のメカニズム. Jpn J Rehabil Med. 2023; 60: 9-14.
9) 伊藤正明. 肺血栓塞栓症及び深部静脈血栓症の診断, 治療, 予防に関するガイドライン.
10) 上杉雅之, 他. 動作のメカニズムがよくわかる実践! 動作分析 第2版. 医歯薬出版, 2020. pp. 85-87.
11) Yoshioka S, et al. Peak hip and knee joint moments during a sit-to-stand movement are invariant to the change of seat height within the range of low to normal seat height. Biomed Eng Online. 2014; 27: 13-27.
12) Winther SB, et al. Muscular strength after total hip arthroplasty. A prospective comparison of 3 surgical approaches. Acta Orthop. 2016; 87: 22-28.

2. 人工膝関節全置換術（TKA）

（高見武志）

2 症例の情報提示

【年齢】79歳　【性別】女性
【身長】145.0cm　【体重】48.7kg　【BMI】23.2
【診断名】左変形性膝関節症
【術式】人工膝関節全置換術（total knee arthroplasty：TKA）
　　　　侵襲方法：mid-vastus approach

【現病歴】約2年前に両膝の痛みにより近医を受診し，両側変形性膝関節症の診断を受けました．運動療法を中心とした保存療法にて症状は落ち着くも，両膝の痛みの増悪により当院を紹介され手術目的で入院となりました．1か月前に右変形性膝関節症に対してTKAを施行され順調な経過をたどり，今回は左変形性膝関節症に対してTKAを施行されました（図2-9）．

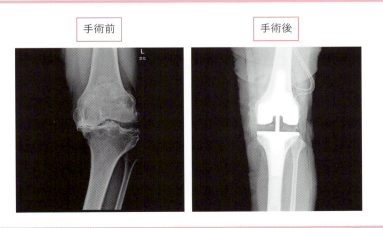

図2-9　手術前後のレントゲン
手術前は左膝関節の高度内反変形を認めており，膝関節の内側裂隙は消失していました．

97

【既往歴】1か月前に右 TKA

【入院前の活動状況】

　自宅内・屋外では独歩，長距離の歩行ではキャリーカートを利用して移動し，2 階建ての一軒家に独居で生活していました．主に 1 階で生活していますが，洗濯物を干す際などは手すり付きの階段を利用して 2 階へ移動していました．買い物は近所のスーパーまで自動車を運転して移動し，家事全般は自立していました．

　地域の体操教室に通うなど外出は行っていましたが，両膝の疼痛増悪以降は旅行に行くことはできていませんでした．キーパーソンの次男は車で 20 分程度の距離に在住しており，定期的に来宅されていました．なお，介護保険の要介護認定は要支援 1 でした．

【現在の活動状況】

　主治医からの術後スケジュールは，術翌日より離床および可及的速やかに全荷重と，入院前に独歩可能であるため早期歩行の獲得です．経過としては，術翌日にバルーンカテーテルを抜去して車椅子への移乗練習とトイレ内動作練習を開始しました．術後 2 日目より平行棒内での両手支持条件下で歩行練習を開始しました．術後 3 日目には病棟内の移動様式として U 字型歩行器歩行が自立となりました．術後 5 日目は，理学療法場面で T 字杖歩行練習を開始していましたが，病棟内移動としての実用性は得られていませんでした．

② 疾患の病態生理

疾患の病態を解説

　変形性膝関節症（Knee Osteoarthritis：膝 OA）は，膝関節軟骨の変性と摩耗により関節面が不整となり，関節水腫，運動開始時痛，荷重時痛，膝関節可動域制限および大腿四頭筋の筋力低下を呈します[1]．危険因子は，加齢，女性，肥満です．関節変形の程度は，単純 X 線像により Kellgren-Laurence（ケルグレンローレンス）分類（K-L 分類）で分類されます．単純 X 線像の読影で，①関節裂隙の狭小化，②骨棘形成，③軟骨下骨硬化像（白くなる），④骨変形の有無を確認します．関節面の不整により関節運動に引っ掛かり，関節安定性が損なわれて荷重を相まって疼痛が生じます．疼痛緩和肢位として，膝関節は軽度屈曲位を取ります．そのため次第に膝関節伸展制限が生じます．長期に患えば屈曲制限が生じます．大腿四頭筋の筋力低下は，荷重を回避することで廃用によるものに加えて，神経原性の筋力低下によるものです．神経原性の筋力低下とは，膝関節に疼痛があることで反射的に筋力発揮を抑制するメカニズムです[2]．

　日常の動作に障害をきたす動作としては，歩行，階段昇降，しゃがみ込みなど荷重下で膝関節の屈伸が生じる動作と，正座や靴下の着脱，足の裏を洗うなど膝関節に大きな関節可動域を必要とする動作です．

手術内容

　変形性膝関節症の治療は変形の程度に応じて，内視鏡下手術，高位脛骨骨切り術（HTO），単顆型人工関節置換術（UKA），全人工膝関節置換術（TKA）と様々あります．本症例は膝関節の内側に高度変形を認めていたことから，手術様式はTKAを施行されました．

　TKAには後十字靭帯（PCL）を温存するCRタイプと，PCLを切除するPSタイプがあり，本症例はPSタイプです．CRタイプは，PCLが温存されるため固有位置覚が温存されるという利点がありますが，温存することで術中に膝後方の骨棘切除が困難となり膝伸展ROMに影響を及ぼす可能性があることが欠点となります．対してPSタイプは，PCLを切除することで術中の骨棘除去が容易となることです．またPCLを切除されるため，膝関節深屈曲時に脛骨が後方に落ち込んでしまうため，ポストカム機構〔膝関節深屈曲時にpost（脛骨側のインプラントに柱）がcom（大腿骨側インプラントにある窪み）に引っ掛かり，大腿骨が前方移動する現象〕によるRoll Back運動で代用されます．欠点として，活動性が高い方はインプラント破損のリスクが高くなることです．またその中でも本症例は，セミコンストレイン型のインプラントを使用しています．その特徴としては通常よりポストが大きいため，膝内外反の制動力が高まります．その適応は，大腿骨機能軸と脛骨機能軸のなす角（hip-knee-ankle angle：HKA角）が20度以上の方となります．

既往歴の病態

　今回の非術側である右側も同様に膝OAを認め，約1か月前に今回と同様の方法でTKAの手術を施行されています（図2−10）.

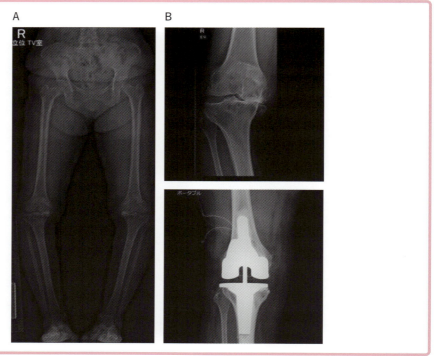

図2-10　下肢アライメント
A：両側手術前の下肢全長アライメントでは両膝関節とも高度内反変形を認めていました．
B：右膝関節も同様の手術を施行されています．

　←症例の情報提示の解説動画はコチラ

ここで，本症例の情報収集から考えられるリスクマネジメントを以下に示します．

術後の炎症についての対応

　TKAでの組織損傷により創部に炎症反応が生じ，炎症期・増殖期・成熟期に分けられます．炎症期から増殖期は術後2週間程度続くため，術後2週間は創部へのケアが必要となります．処置としてはRICE処置が一般的であり，患肢と患部にRest（安静），Ice（冷却），Compression（圧迫），Elevation（挙上）が挙げられます．術後，患部に炎症の4徴候である熱感，腫脹，発赤および疼痛の有無を視診，触診により観察し，必要に応じて理学療法でアイシング行います．当院においても状態に応じてアイシングを実施していますが，10分間のアイシングで深部組織の温度が低下し，血管収縮効果はアイシング除去後30分持続するとされています．一方，15分以上10度以下の低下で血管拡張が起こり，血流が増加することから，アイシングは10～15分施行し30分以上間を空けることが推奨されています．

術前の膝機能の把握

術前の膝関節機能は，術後においても大きく関与されます．当院では術前評価として筋力・関節可動域・日本版変形性膝関節症患者機能評価表（JKOM）を行っています．JKOM は膝の痛みやこわばり（pain），日常生活の状態（ADL），普段の活動など，健康状態についての 4 項目から構成され，25 問の質問に自記式で回答するものです．合計 100 点で評価され，点数が高いほど状態が悪いことが特徴です．これらの質問により術前の膝関節機能や生活の状態を把握できるため，術後の理学療法における目標設定を立てる際に参考にします．

深部静脈血栓症（deep vein thrombosis：DVT）の予防

TKA に限らず下肢関節の手術においては，下肢の静脈に血栓が生じやすくなります．下肢の静脈血栓が生じてしまうと，運動療法は禁忌になります．静脈血栓がある状態で下肢の運動を行うと，血栓が静脈を通じて心臓や肺に流れ込んでしまい生命危機に状態に至ります．

血栓が生成されやすい要因には，ウィルヒョー（Virchow）の 3 徴，①血流の停滞，②血管壁の損傷，③凝固機能の亢進があります．関節置換術では，手術中に下肢動脈を結束すること，術後には患肢を安静に保つことで，血流障害が生じやすくなっています（ウィルヒョーの 3 徴の①）．また血管壁の損傷に関しては，手術は少なからず軟部組織の切離，毛細血管の損傷を生じてしまいます（②）．手術後には出血がつきものです．生体内で出血が生じると血液を止血する凝固機能（③）が亢進状態になります．

血栓生成の予防には，下肢静脈のうっ血を防止することです．理学療法では，患肢の足関節を自動運動で底背屈することで末梢静脈の還流を促します．その他，下肢を心臓より挙上位に保持する，弾性ストッキングを装着する，などがあります．

血液データのチェック

上記で説明したように，手術には炎症がつきものです．そのため術後，経時的に血液データ項目である CRP・白血球数・赤沈をチェックします．炎症状態を把握する CRP は術後 3〜7 日目が高値であり，徐々に低下していきます．血液データと同時に，炎症症状である患部の熱感・腫脹・発赤・疼痛の徴候にも注意が必要です．

手術で体内から血が流出するので，全身の血液量が失われます．また，血液の組成の一部である赤血球も失われるため，貧血になります．血液データで貧血の指標となるものは血色素量（ヘモグロビン：Hb）です．TKA による出血量は 200 mL 程度で，THA などに比べると少量でありますが，TKA 術後においても離床に際して貧血が生じる可能性があることに注意しましょう．一般に Hb が 10 g/dL 以下となると注意が必要になります．

術後の合併症として，深部静脈血栓症が生じやすくなります．血栓の存在の指標となるものが D-dimer です．身体に血栓があると血栓を溶解させようと，血中の D-dimer の数値が上がります．

3 改善すべき基本動作の選定とその理由

　前述の【現在の活動状況】で，主治医からのTKA術後スケジュールで記載されているとおり，術前の活動で独歩可能で，術後5日目には病棟内において歩行器を使用した歩行の実用性は獲得していました．そのため，次の短期目標は，病棟内においてT字杖歩行を移動手段とした，日常生活動作（activities of daily living：ADL）の実施になります．なぜなら現時点での歩行器を使用した歩行は，荷物を持って歩くなどの上肢の使用が制限され，屋外では不整地なので使用が限定されるためです．さらに退院後の生活を見据えると，両上肢を支持した状態での移動様式では，階段昇降動作や家事に支障が生じる可能性が高いと予測されます．また歩行器歩行からT字杖歩行への移行により，上肢支持の支持量減少および支持基底面が狭小化するため，理学療法において転倒・負荷量の増加に伴う疼痛の増悪などが考えられます．

4 基本動作の動作観察・分析

　今後獲得を目指すT字杖歩行を動作観察・分析し，どの局面で不安定なのか，そしてそのときに見られる逸脱動作を確認し，逸脱動作を引き起こす機能障害を推定します（図2-11，図2-12）．

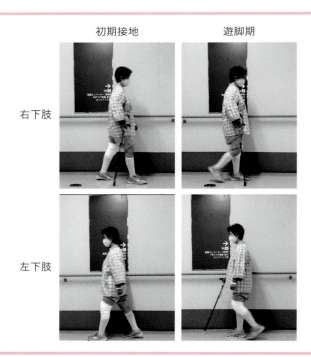

図2-11　歩行動作の矢状面

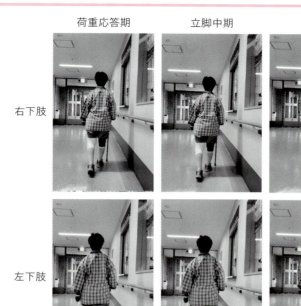

図2-12 歩行動作の前額面

←歩行動作の観察・分析の解説動画はコチラ

T字杖　歩行動作（矢状面）

　病棟内で整備された路面でT字杖による歩行は，右杖と左下肢を同時に前に出し，次に右下肢を振り出す2動作で安全性を有していますが，左単脚支持期は右側よりも短縮し，10m歩行速度が15秒で，年齢を考慮すると歩行スピードが低下しています．歩行の特徴は左初期接地から荷重応答期にかけて膝屈曲が不十分です．また，左遊脚期で左膝屈曲が不十分です．

T字杖　歩行動作（前額面）

　左単脚支持期は右側よりも短縮しています．左荷重応答期から立脚中期にかけての左股関節内転運動が不十分で，左側への骨盤水平移動が乏しいです．また，左遊脚期での左膝屈曲 - 伸展運動が不十分（Stiff-knee gait）で，Toe clearanceが低下しています．

⑤ 検査結果と動作能力の照合

術後5日目の身体機能評価およびパフォーマンステストの結果を，図2-13 に示します．

パフォーマンステスト

		T字杖
10 m 歩行時間	快適歩行	14.97
	速歩	11.63
TUG	右まわり	12.68
	左まわり	13.78

単位：秒

疼痛評価（NRS）

	安静時	荷重時
術前	なし	2
術後	なし	2～3

MMT

部位	運動方向		右	左
股関節	屈曲		5	5
	伸展		5	4
	外転		5	5
	内転		5	4
	外旋		5	5
	内旋		5	5
膝関節	屈曲	術前	5	5
		術後	5	4
	伸展	術前	5	4
		術後	5	5
足関節	背屈		4	4
	底屈		4	3

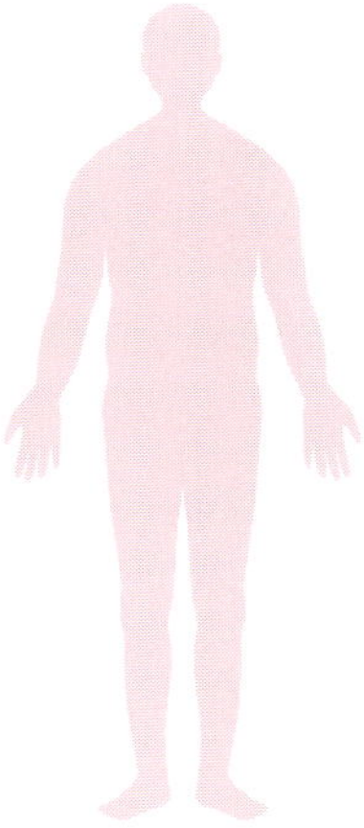

HHD

		右	左
膝伸展	術前	0.21	0.28

単位：kgf/kg

周径

		右	左
10 cm	術前	40.0	42.0
	術後	40.0	43.0
5 cm	術前	36.0	38.0
	術後	36.0	40.0
上縁	術前	35.0	36.0
	術後	35.0	39.0
下腿	術前	30.0	32.0
	術後	30.0	34.0

単位：cm

下肢長

		右	左
棘果長	術前	71.0	69.0
	術後	71.0	71.0

単位：cm

ROM

部位	運動方向		右	左
股関節	屈曲		110	110
	伸展		20	20
	外転		45	45
	内転		20	20
	外旋		45	45
	内旋		45	45
膝関節	屈曲	術前	125	125
		術後	125	105
	伸展	術前	0	-5
		術後	0	0
足関節	背屈		15	15
	底屈		50	50

単位：度

JKOM（術前）

項目	点数	
膝の痛みやこわばり	15 点	/32 点
日常生活の状態	17 点	/40 点
普段の活動など	20 点	/20 点
健康状態について	7 点	/8 点

59点/100点

図2-13 理学療法評価の内容と結果

膝関節の関節可動域について，歩行動作で必要な伸展0度〜屈曲60度を有していました．しかし筋力測定の結果から考えると，左膝関節の屈曲・伸展ともにMMT4と筋力低下を認めています．疼痛評価では左膝の安静時痛は認めていませんが，荷重時痛はNRS 2〜3と術前よりもやや強い疼痛を認めています．下肢長の測定では，手術前において膝関節伸展制限と高度内反変形により左下肢の棘果長が2 cm短縮していましたが，手術後の棘果長には左右差がみられませんでした．歩行能力では，10 m歩行・TUGともに遅延を認めていました．

←検査結果と動作照合に対する考察の解説動画はコチラ

6 統合と解釈

　本症例は左変形性膝関節症で入院前の移動は独歩可能ですが，歩行時に左膝関節に疼痛が生じ，長距離・長時間の歩行に支障をきたすため，左TKAを施行されました．1か月前には右TKAを施行されています．現在，術後5日目であり，歩行器歩行からT字杖への移動手段を獲得しているところです．理学療法においては，リハビリ室で実施している歩行練習時の歩行能力を，病棟内での移動手段の自立につなげるかが重要です．以下に，歩行能力と歩行補助具選定との考え方を説明します．

歩行能力と歩行補助具の考え方

　リハビリ室での歩行練習の初期段階では，患側下肢を支持するときに両手支持を伴う3点支持から始めます．患側下肢だけで全体重を支えることができないとき，3点支持歩行は両上肢の支持で患側下肢の荷重を分散すること（1/3荷重程度），支持基底面の拡大でバランスを保障しています．平行棒3点支持で歩行できれば，歩行補助具として恒常的に両上肢支持ができます．理論的には「固定式歩行器（ピックアップ型歩行器）」「キャスター付き歩行器」「U字型歩行器」で可能です．それぞれバランス能力や上肢機能によって選定を考慮します．
　固定式歩行器は，4脚のフレーム型をしており4点で支持している点では，患側下肢を支持しているときの安定性に優れています．しかし固定式歩行器を前に送る際は，両脚で支持する局面があり，動的立位能力（両脚立位で歩行器を吊り上げで前に出すときに転倒しない）が必要になります．
　キャスター付き歩行器（2輪）は，4脚のフレーム型をしていますが，キャスターは前輪のみです．患側下肢で支持しているときの安定性は固定式歩行器に劣ります．しかし，歩行器を持ち上げる必要がないため，患側下肢の支持性があれば，動的立位保持能力が低い方でも比較的容易に歩行が可能です．
　U字型歩行器は，手支持ではなく前腕で支持する点で，把持能力が低くても使用可能な歩行器です．病棟内での歩行など整備された環境下であれば利便性が高いですが，凸凹の路面や，

屋内から屋外歩行を目指す方にとっては，杖歩行への移行が必要になります．

歩行車は，屋外歩行の実用性を高めるものです．固定式歩行器やU字型歩行器で歩行が可能であれば，屋外歩行で歩行車を用いて移動を考えます．

T字杖は，患側下肢と反対側の上肢で支持することで，患側下肢で支持しているときに，荷重が分散（患側下肢には体重の4/5程度）し，支持基底面が拡大してバランスを保障します．屋外歩行への汎用性も高くなります．

活動制限と機能障害との関連性：T字杖歩行の実用性に影響を与える逸脱動作とその機能障害

歩行周期で膝関節の運動は，初期接地から荷重応答期に屈曲，その後，立脚終期まで伸展，立脚終期から遊脚中期まで屈曲，遊脚終期には伸展という，1歩行周期に2回の屈曲−伸展が生じることを「Double knee action」と言います．患部が膝以外の方でも上手に歩けない人の多くは，そのDouble knee actionが見られないことは少なくないです．

Double knee actionの前半の初期接地から荷重応答期で生じる膝関節屈曲運動は，重心の下降に伴う接地の衝撃を，大腿四頭筋の遠心性収縮により膝関節屈曲を制御して，接地時間を長くし衝撃を少なくしているものです．本症例は，患側下肢の初期接地から荷重応答期で，膝関節屈曲が不十分でした．そして前額面での観察では，患側方向への骨盤水平移動が不十分で，患側下肢への十分な荷重ができていない状況です．患側下肢の股関節内転可動域に可動域制限や，股関節外転筋に筋力低下が見られないことから，患側下肢への十分な荷重を妨げているものは，荷重時痛と大腿四頭筋の筋力低下で，その収縮様式の遠心性収縮が不十分であるためと考えられます．今後，独歩や自由に歩行速度の増減（加速する，止まる）を獲得していくうえで，T字杖歩行の段階で適正な正常歩行時の大腿四頭筋の機能，特に荷重応答期の遠心性収縮による膝関節屈曲の制御を向上させる必要があります．

また，遊脚期の膝関節屈曲の機能は，Toe clearanceです．本症例の歩行において，遊脚期で見られる後半のDouble knee actionが屈曲−伸展が不十分でした．そのため整備された路面以外の歩行では，Toe clearance低下を招き，しいては，つまずいて転倒の可能性が高くなります．

TKA術後の異常歩行として，歩行速度の低下やDouble knee actionの消失，膝関節屈曲角度の減少[3]が挙げられ，歩行の遊脚期に膝関節屈曲角度の減少を呈する跛行はStiff-knee gaitと定義[4]されます．この問題点として，足尖の引っ掛かりによる転倒リスクの増大や，歩行速度・歩行エネルギー効率の低下を招きます[5]．前遊脚期に大腿直筋が過剰に収縮すると遊脚期の膝関節屈曲角度が少なくなり，Toe clearanceが低下します[6]．TKA術後は手術侵襲や神経原性の反射抑制，関節内腫脹により，当該関節近傍の大腿広筋群の筋出力が低下します．そのため本症例は，術後の疼痛が残存していることで膝関節周囲の筋出力が低下し，その分，大腿四頭筋のうち大腿直筋が過剰に活動しやすく，遊脚期のToe clearanceが低下しているものを考えられます．

機能障害の予後予測

　術後5日目時点では，TKAアプローチの手術侵襲に伴う切離筋（大腿四頭筋）の筋力回復や，関節包を含む前方軟部組織の瘢痕形成が不十分です．またアプローチ方法として，内側広筋を筋腹中央で筋線維方向に鈍的に切開して大腿四頭筋腱を温存する mid-vastus approach のため，大腿四頭筋腱を内側から切開する medial parapatellar approach と比較しても，術後筋力の回復は早いです．

　疼痛や関節可動域の改善には，術後約2〜3週間必要です．術後の炎症は順調に鎮静化されているため，機能改善によるT字杖歩行の安定や独歩の獲得は今後期待できると考えます．また筋力低下の改善には，術後3〜6か月必要です．本症例は術前の HHD による膝伸展筋力は 0.28 kgf/kg であり，70歳代女性健常者の平均 0.46 kgf/kg と比較すると筋力低下を認めているため，改善には十分な期間が必要です．今後の活動量の増加による負荷量の増大に対しては徐々に筋力の改善が見込めます．

活動制限と機能障害の関連性

　術後5日目の移動動作は，両上肢で支持できる歩行器を使用した歩行は自立していますが，T字杖歩行ではスピードの低下や安定性の低下により実用性は低くなっていました．その原因として，左立脚相での Double knee action の消失と左遊脚相での左膝関節屈曲角度の減少が挙げられます．これらの逸脱動作と，その機能障害がT字杖歩行の自立度に影響したと推察されます．

7 目標設定と問題点の抽出 （図2-14）

　本症例は，当院の TKA 術後クリニカルパスに則り，術後3週間で退院となる予定であるため，術後7日目にT字杖歩行，術後14日目に独歩の実用性を獲得し，術後3週間で退院のスケジュールとなっています．そのため，残り9日以内にT字杖歩行・独歩を獲得することが短期目標となります．

　一方，長期目標は，趣味の旅行が行えることであり，全身持久力の向上や筋力改善の期間を考慮すると3〜6か月程度の期間を目途にします．

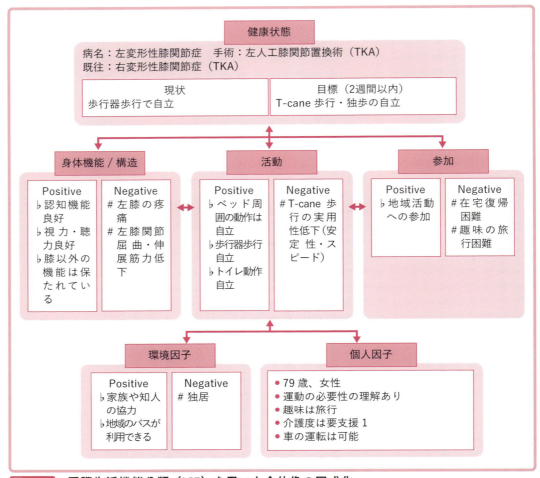

図2-14　国際生活機能分類（ICF）を用いた全体像の図式化

8 治療介入と治療プログラム

　本症例の運動療法の主な目的は，T字杖歩行において逸脱動作の主要な機能障害となっている左膝関節周囲の疼痛の軽減，膝関節屈曲・伸展筋群を強化し，T字杖歩行の実用性を高めることです．歩行時，荷重時痛で膝関節周囲筋の協調的な収縮が阻害され，大腿直筋に過剰収縮が生じることで，逸脱動作を認めることが推察されます．そこで動筋が収縮したときに拮抗筋が弛緩する，または反復運動時の協調的な筋収縮弛緩を獲得するため，背臥位でボールを自己にて転がして膝関節の可動範囲にわたって連続的に屈曲－伸展運動を実施しました．また自主練習として，創部の癒着予防や膝蓋骨の可動性向上を目的としたパテラセッティング，自己にて大腿遠位部を把持して自動介助での膝関節屈伸運動など，プログラムの立案を行いました．

　理学療法のリスクマネジメントは，運動負荷の増加，病棟での活動量の増加に伴う疼痛の増悪などが挙げられるため，運動後は自己にて膝関節周囲の炎症反応（熱感・腫脹・疼痛・発赤）の確認を行い，必要に応じてアイシングを行うなど患者本人への指導も行いました．

また病棟看護師と協働しながら，膝関節の関節可動域拡大に向けて，持続的他動的運動装置（continuous passive motion：CPM）など行いました．

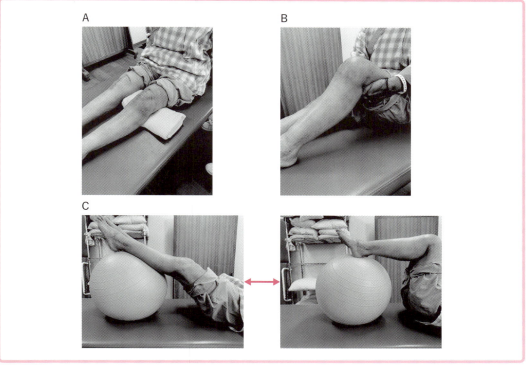

図2-15 理学療法プログラムの一例
A：パテラセッティング
B：ベッド上での膝関節自動介助運動
C：ボールを用いた膝関節自動介助運動

←理学療法プログラムの解説動画はコチラ

参考文献
1) 中山彰一．変形性膝関節症における筋機能の問題点－関節神経生理的側面から－．理学療法学．1994; 21: 120-123.
2) 井原秀俊．神経生理学的要因に基づく大腿四頭筋萎縮．整形外科と災害外科．1993; 42: 1059-1062.
3) McClelland JA, et al. Gait analysis of patients following total knee replacement: a systematic review. Knee. 2007; 14: 253-263.
4) Sutherland DH, et al. Treatment of stiff-knee gait in cerebral palsy: a comparison by gait analysis of distal rectus femoris transfer versus proximal rectus release. J Pediatr Orthop. 1990; 10: 433-441.
5) Lewek MD, et al. The influence of mechanically and physiologically imposed stiff-knee gait patterns on the energy cost of walking. Arch Phys Med Rehabil. 2012; 93: 123-128.
6) Arnold AS, et al. Muscular coordination of knee motion during the terminal-swing phase of normal gait. J Biomech. 2007; 40: 3314-3324.

第 2 節

神経疾患

(田中 涼，大野直紀)

1. 脳血管障害（急性期）

1 症例の情報提示

【年齢】54 歳　【性別】男性
【身長】165.0cm　【体重】102.2kg　【BMI】37.5
【診断名】右被殻出血
【治療方針】保存的治療
【現病歴】XX 年 9 月に自宅でパソコン作業中に頭痛と嘔吐を認め，救急要請されました．搬入時，高血圧（200 mmHg 台），左半身麻痺，口角下垂を認めており，病院到着時の頭部 CT で右被殻出血を認めました（図 2-16）．脳卒中ケアユニット（stroke care unit：SCU）で降圧管理をはじめ，全身管理が開始されました．現在，第 10 病日です．

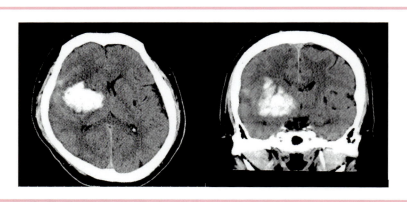

図2-16　入院時のCT画像所見
被殻を中心とした高吸収領域を認めます．血腫は側方および上方へ進展していますが，脳室穿破や midline shift は認めていないため保存療法でした．

【既往歴】高血圧，尿路結石，敗血症

【投薬状況】
細胞外液の補給：ラクテック（目的：循環血液量の維持）

降圧薬：ニカルジピン（Ca拮抗薬），アムロジピン錠5 mg（Ca拮抗薬），オルメサルタン錠2 mg（アンギオテイシン変換酵素阻害薬）

鎮痛薬：ロキソプロフェン（NSAIDs），トアラセット（オピオイド鎮痛薬），ソセゴン（オピオイド受容体刺激薬）

胃腸薬：ランソプラゾール（胃酸の抑制），メトクロプラミド（吐き気止め），オメプラゾール（胃酸分泌抑制）

【入院前の生活状況】

入院前の日常生活動作はすべて自立していました．職業は会社員で経理の業務をしていました．家族構成は妻（51歳）と長男（22歳），長女（18歳）の4人家族で，キーパーソンは妻です．住居はエレベーター付きのマンション6階で，段差はありません．トイレと浴室には，マンション購入時から手すりを設置しています．

【現在の活動状況および経過】

第2病日からリハビリテーション開始となりましたが，脳出血の進展を評価するフォローアップCTで血腫の拡大を認めました．第3病日には，左上肢運動障害の悪化を認めたため，再度CTおよびMRIで評価しましたが，血腫の拡大や新規病変は確認されませんでした．第3病日から離床が開始予定でしたが，頭痛や嘔吐，指示範囲を逸脱する血圧（収縮期血圧140 mmHg以上）が原因で離床を控えました．第4病日は鎮痛薬や降圧剤で頭痛と血圧を調整してG-up座位，端座位の練習を開始しました．第5病日で車椅子移乗を開始しました．その後も頭痛や嘔吐が続き，離床時間の確保や離床が行えない日もありました．第10病日には，リハビリテーション室で端坐位や立位などの基本動作練習を含む理学療法を行うことが可能となりました．この病日での活動状況は，食事やリハビリテーションの以外の時間帯はベッド上で，車椅子移乗には2人介助を要していました．

←症例の情報提示の解説動画はコチラ

2 疾患の病態把握

脳出血の病態解説

脳出血は，脳内の血管が損傷して脳実質内に出血をきたす疾患です．出血部位は，被殻，視床，皮質下，小脳，脳幹に大きく分類され，被殻出血はレンズ核線条体動脈の出血で，脳出血全体の約3割で最多です[1]．その診断には，頭部CTが用いられ，被殻を中心とした高吸収領域が描出された場合，被殻出血と診断されます．脳出血の発症要因は高血圧であり，全体の約8割を占めます[1]．

急性期脳出血の治療方針は，内科的治療と外科的治療があります．内科的治療は血腫拡大の予防を目的に，降圧治療が行われ，特に収縮期血圧 130 mmHg 未満への降圧が推奨されています[2]．外科的治療は，神経学的所見が中等度，血腫量が 31 mL 以上でかつ血腫による圧排所見が高度な場合に考慮されます．また，Japan Coma Scale（JCS）（表1-17）20～30 程度の意識障害を伴う場合です．被殻出血では，定位的血腫除去術（座標のついたフレームを頭に固定して，CT をもとに座標に従って血腫の内部に吸引管を挿入して血腫を取り除く手術）を行うことが多いです．それ以外では開頭血腫除去術（開頭して出血を取り除く手術）や神経内視鏡手術（局所麻酔下に頭蓋骨に小さな孔を開け，孔から血腫の内部に向かって内視鏡と吸引管を挿入して血種を吸引する手術）が施行されます[2]．急性水頭症を併発した場合は脳室ドレナージ術が行われます．

　本症例の場合，来院時 National Institutes of Health Stroke Scale（NIHSS）（表1-28）は 18 点で神経学的所見を認めていましたが，意識障害や急性水頭症は併発していなかったため，保存療法が選択されました．被殻出血の主な症状は，出血が内包に進展すれば錐体路障害として片麻痺と半身の感覚障害，側方注視に関係する前頭眼野からの指令が障害され，病巣側への共同偏視が生じます．これらの症状は，被殻出血の血腫の進展方向や周辺組織の圧排によって，様々な症状が生じます．したがって，優位半球の出血では失語症や失行症を，劣位半球の出血では，半側空間無視，着衣失行，病態失認などの高次脳機能障害を呈する場合もあります[1]．

脳画像から予測される症状

　疾患の病態を理解し，それによって生じる機能障害や症状を考えることが重要です．図2-16の脳 CT 画像をもとに被殻出血の画像所見の分類[3]を行いました（表2-1）．本症例は内包前脚および後脚に血腫が進展していますが，脳室穿破は併発していないためⅣa 型でした．血腫量は「最大長径×最大横径×スライス数×1/2」で概算され，本症例の場合は，$2.9 \times 4.1 \times 8 \times 1/2$ で 47.5 mL でした．側脳室は大きく圧排されていますが，midline shift（血腫や脳浮腫により脳の正中軸が対側へ偏位すること）はなく，脳ヘルニアへの移行リスクは少ないことが予想されます．

　CT 画像をもとに損傷された脳領域から予測される障害は，被殻の損傷によって運動ループの障害です．運動ループは，皮質運動野－大脳基底核－視床で構成される回帰性回路で，必要な運動を適切なタイミングで発現させる役割をしています．そのため，この運動ループの損傷により，随意運動や姿勢制御時の筋緊張調整が困難になる可能性があります．内包後脚に進展しているため，重度の運動麻痺や感覚障害が生じることが予測されます．加えて，内包前脚に進展していることから前頭橋路に影響して，前頭前野ループの損傷による遂行機能障害が生じる可能性があります．また，血腫が大きい場合は，縁上回・角回の頭頂連合野と前頭連合野をつなぐ上縦束や島皮質への圧排による影響があれば，半側空間無視や pusher 現象が生じることが考えられます．

表2-1　脳出血におけるCT分類

被殻出血		
分類	損傷範囲	脳室穿破有無
I	内包外側に限局しているもの	
II	内包前脚に進展しているもの	
IIIa	内包後脚に進展しているもの	−
IIIb		+
IVa	内包前脚・後脚に進展しているもの	
IVb		+
Va	視床または視床下部に進展しているもの	−
Vb		+

視床出血		
分類	損傷範囲	脳室穿破有無
Ia	視床に限局しているもの	−
Ib		+
IIa	内包に進展しているもの	−
IIb		+
IIIa	視床下部または中脳に進展しているもの	−
IIIb		+

　脳出血急性期では，発症直後の損傷領域の症状だけでなく，その後の経過で，血腫の拡大や脳浮腫が生じることで症状が進行する可能性があります．また，ベッド上での臥床期間の延長によって，筋力低下や関節拘縮などの廃用症候群を併発する場合もあります．そのため，脳卒中急性期の理学療法で留意すべき代表的な神経症状と合併症，そして未然に防ぐためのリスク管理を示します．

頭蓋内圧亢進症状の把握

　脳出血の急性期で最も注意すべきことは再出血や血腫の拡大であり，発症から24時間以内に生じることが多いです．再出血や血腫の拡大，脳浮腫が生じることによって，頭蓋内圧が亢進する可能性があります．頭蓋内圧亢進の症状は，頭痛，悪心，嘔吐，複視，意識障害，うっ血乳頭，瞳孔散大，クッシング徴候（収縮期血圧上昇・徐脈・不規則な呼吸）などが出現します[4]．したがって，リハビリテーション開始時には，頭蓋内圧亢進症状の所見がないかを画像および視診や問診で確認してから運動療法を行う必要があります．当院では，発症3〜6時間後に血腫の拡大の有無を再評価した後，離床を開始するプロトコルに設定しています．また，血腫が増大した症例や新規病変の発見，降圧剤を使用しても血圧コントロールが不良な症例には，医師，看護師と相談し，離床のタイミングを個別に検討します．

自動調節能の破綻

　急性期の脳出血患者には，リハビリテーションの実施に関して血圧管理が重要です．

脳血流は脳灌流圧と脳血管抵抗で調整されており，「脳灌流圧＝平均動脈血圧−頭蓋内圧」で示されます．健常者では脳への血流を一定に保つ自動調節能があり，それは平均動脈血圧60〜150 mmHg の間であれば，脳の血管径が自動で収縮や拡張します[5]．ところが脳血管障害の急性期では，このような自動調節能が破綻されており，脳血流量が平均動脈血圧に依存して変動されます．すなわち，平均動脈血圧が低下すると脳への血流量は低下します．一方，平均動脈血圧が上昇すると脳への血流量は過剰に増加し，脳血管圧が異常に高くなります．脳出血急性期の血圧管理は，収縮期血圧 140 mmHg 未満に低下させ，7 日間維持することが推奨されています．

呼吸器関連合併症の予防

脳卒中発症後の感染症に至るケースは 30〜60％に認め[2]，脳卒中関連肺炎が多く，死亡率の増加や機能予後の悪化に関与しています．脳卒中関連肺炎を防ぐには，臥位よりも端座位などの抗重力位のほうが機能的残気量は増加し，肺が拡張しやすくなるため，早期の座位保持を獲得することが重要です．

脳卒中関連肺炎の危険因子は嚥下障害です[6]．本症例は顔面神経麻痺を併発しており，食塊の取り込みや口腔内の食塊運搬に支障をきたし，嚥下障害を引き起こす可能性があります．また，本症例は数病日の間，頻回に嘔吐を繰り返しており，誤嚥性肺炎を併発するリスクが高いです．加えて，臥位から座位への体位変換で血圧コントロールが不良であったため，臥床期間が長かったことで無気肺が生じやすいことなどが考えられます．

③ 改善すべき基本動作の選定とその理由

急性期の脳卒中患者のリハビリテーションの目標は，合併症の予防，血圧管理を伴う座位保持の獲得が最重要となります．次に，その獲得した座位保持をいかに機能的な活動，例えばテレビ視聴や食事にどのように適用するかが重要な焦点となります．続いて，座位保持が安定したら，下肢に荷重をかけて立位保持の獲得を目指します．立位も同様，徐々に機能的な活動として立位で体幹や上肢を動かしても保持ができるようにし，整容や下衣の上げ下げ，そして移乗動作という立位で必要な生活活動の獲得を目指します．

本症例の第 10 病日には，車椅子座位時間の延長が可能となり，病棟で 1 時間ほど離床時間を確保することができました．しかし，本人の要望は「トイレに行きたい」であり，その達成のためには座位および立位保持の安定性向上，移乗動作の介助量の軽減が挙げられます．

現状，本症例の座位保持能力は，非麻痺側の上肢支持なしの静的座位では麻痺側へ転倒します．立位や移乗は全介助を要しており，トイレ誘導を行うためには下衣の着脱の介助を含めると 2 名の介助者が必要な状況です．このように転倒リスクが高く，介助量が多い状況のため，安全を考慮してベッド上での排泄を余儀なくされ，離床機会の減少につながります．また，臥位の状態が継続されると，半側空間無視や pusher 現象などの高次脳機能障害を助長する可能

性が高くなります．したがって，非麻痺側で手すりを把持した座位や立位保持の獲得および移乗動作の介助量軽減が，第10病日以降で改善すべき基本動作として先決と考えられました．

　トイレでの排泄機会の増加は，病棟での活動量の増加，生活の質（quality of life：QOL）の向上が期待されます．病棟トイレを使用する際には，手すりの位置や介助方法には留意が必要です．環境設定や介助方法を統一するために作業療法士および看護師と連携して排泄方法を共有することが大切です．今後は回復期病院への転院が予測されるため，機能障害に対する治療アプローチだけでなく，急性期から日常生活に汎化するための介入を検討していくことが重要です．

④ 動作観察・分析

　前述の「③改善すべき基本動作の選定とその理由」に記載したように，急性期脳卒中の理学療法で最優先される目標は，座位保持の獲得および離床になります．その後，下肢荷重を早期に経験させて立位保持をつなげるようにします．そのように，目標・治療指向的に座位保持，立位保持能力を確認します．

端座位

　非麻痺側上肢で支持物を把持した静的な座位保持は困難で，介助量は中等度介助（体幹上部を転倒しないように支える）が必要でした．患者が自然にとった端座位のアライメントは，非麻痺側下肢が床を突っ張るように伸展し，骨盤は後傾位かつ麻痺側への下制（左下制）位で，体幹は麻痺側へ側方傾斜します．麻痺側上肢については，中枢側の肩甲帯は低緊張で下制しており，末梢側は肘関節屈曲，手指屈曲位で連合反応を認めています．

　座位保持を可能にする目標指向的に，セラピストが体幹や骨盤帯を操作して正中位へと修正を行うと，非麻痺側上下肢で押し返す反応（pusher現象）がみられました（図2-17）．

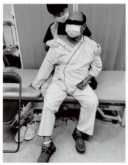 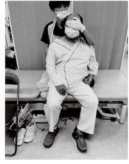 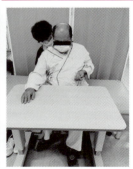

通常　　閉眼条件　　非麻痺側上肢の過剰努力の抑制条件

図2-17　条件の違いによる端座位姿勢の比較

　←条件の違いによる端座位姿勢の観察・分析の解説動画はコチラ

立位

　全介助下で立ち上がり後，非麻痺側上肢の支持有りの条件で立位保持は重度介助でした．非麻痺側股関節は過度に外転・外旋位で，骨盤は過度に左側方偏倚し，体幹は麻痺側へ傾斜しており，重心は過度に麻痺側へ配置されていました．麻痺側上肢は中枢側が低緊張で肩甲帯下制，末梢側は肘関節屈曲，手指屈曲位で連合反応を呈していました．

　非麻痺側上肢が肩関節外転，肘関節伸展位で手すりを把持している際，セラピストが治療指向的に重心を正中位へ修正しようとすると，非麻痺側上肢の突っ張りや股関節の外転運動によって抵抗する動作が観察されました．過度に麻痺側へ荷重が集中することから麻痺側下肢は膝折れし，麻痺側へ転倒する現象が見られました（図2-18）．

立ち上がり動作

　立ち上がり動作は，臀部離床時に臀部の引き上げる，その後の立位保持に重度介助を要します．体重移動相では，非麻痺側上肢で手すりを引き込み，体幹前傾時に麻痺側への体幹傾斜を伴います．しかし，十分に重心を前方に移動させることができないため，非麻痺側足部を後方に引くことで足部への重心移動を担保します．移行相では，非麻痺側上肢で手すりを強く押し込み，重心が麻痺側方向に偏ってしまいます．その後は，セラピストが重度介助で補正して立位に移行します（図2-18）．

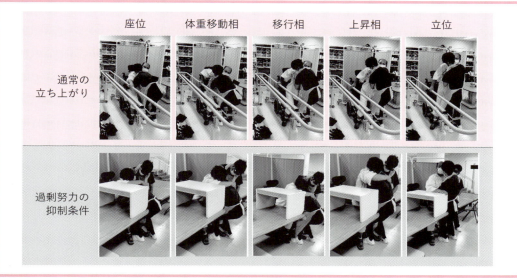

図2-18 条件の違いによる立ち上がりおよび立位姿勢の比較

←条件の違いによる立ち上がり動作の観察・分析の解説動画はコチラ

端座位保持，立位保持，立ち上がり動作における共通の特徴は，体幹の麻痺側への傾斜と，それを正中位へ戻そうとする介助に対して非麻痺側上下肢の抵抗が見られることでした．

身体軸が麻痺側へ傾斜し，その姿勢を正中に修正しようとするセラピストに対して，非麻痺側上下肢で抵抗する特徴的な現象は「pusher現象」[7]といわれ，本症例はこのpusher現象により介助量が増加していると考えられます．一方，麻痺側の機能障害による影響も混合しているため，動作時の逸脱動作にpusher現象がどの程度の影響を与えるかを区別して評価しました．

Pusher現象の原因には，自覚的姿勢的垂直判断（subject postural verticality：SPV）の障害[8]，転倒への恐怖感[9]，そして非麻痺側の過剰努力[10]があります．そこで，視覚情報の遮断，非麻痺側の過剰努力を少なくする環境設定の有無によって，pusher現象の出現強度がどの程度減少するかを確認します．

視覚情報の遮断による座位姿勢の変化

Pusher現象を呈する多くの場合，自覚的視覚的垂直判断（subject visual verticality：SVV）が保たれています[8]．自覚的視覚的垂直判断（SVV）が保たれているならば，鏡や垂直指標となる目印を視覚で確認させることにより，自己身体の垂直軸が修正されます．

しかし，本症例の場合では，鏡を使用して自身の姿勢を観察すると嘔気が誘発され，結果として姿勢の評価が困難でした．また，上縦束の損傷によって左半側空間無視があることで，視覚代償を行うことが困難であることが予測されました．

そこで，閉眼で座位姿勢の観察を行い，自覚的姿勢的垂直判断（SPV）の影響を観察しました（図2-17）．自覚的姿勢的垂直判断（SPV）とは，視覚情報に依存しない自己身体における垂直軸の内部モデルです．視覚遮断の座位保持観察の結果，麻痺側へのわずかな偏位が確認されましたが，自覚的姿勢的垂直判断（SPV）の障害が麻痺側への体幹傾斜に大きく寄与している可能性は低いと推察されました．

非麻痺側の過剰努力を抑止できる環境設定

非麻痺側上下肢の押し込みを抑制する環境設定として，手掌に感覚刺激が入力されないように，テーブル上に前腕支持下で姿勢を保つようにしました．座位および立位の両方で，pusher現象の表出が抑制され，介助量も減少しました（図2-17）．また，セラピストの肩を把持するように立ち上がり動作を行い，非麻痺側上肢の過剰努力を抑制した環境で動作観察しました．その結果，移行相や上昇相で介助量は減少し，麻痺側への体幹傾斜は見られずに立ち上がり動作が可能でした（図2-18）．

❺ 検査測定

急性期の脳卒中では，理学療法介入時からリスク管理のために安静臥床，そして座位保持と体位変化に伴うバイタルのチェックは欠かせません．

第10病日目の検査結果を図2-19に示します．意識はGlasgow Coma Scale（GCS）（表1-16）E4V5M6であり，意識は清明で会話も可能でした．麻痺側のブルンストロームの回復段階指標はⅡ-Ⅱ-Ⅱで重度の運動麻痺が確認され，動作時には麻痺側上肢の連合反応も観察されました．総合評価であるStroke Impairment Assessment Set（SIAS）（表1-28）の合計点数は30/76点であり，重度の神経障害を認めます．感覚検査では，麻痺側上下肢の表在感覚，深部感覚が中等度〜重度鈍麻を認めます．内包後脚を走行する皮質脊髄路および視床皮質路の損傷が原因と考えられる麻痺側の重度の機能障害が認められます．非麻痺側の機能はMMT5で良好でした．高次脳機能障害は，Hasegawa Dementia Scale-Revised（HDS-R）（表1-18）26点で認知機能は保たれていましたが，線分二等分試験では3cm右側への偏位が確認され，重度の左半側空間無視が検出されました．また，Trail Making Test（TMT）（図1-28）などの注意評価は，半側空間無視の影響により困難でしたが，観察上は注意散漫であり，全般的な注意機能の低下を認めます．画像所見で予測された遂行機能障害は認めず，口頭指示があれば動作開始が可能でした．

本症例の逸脱動作である体幹傾斜に関与する体幹機能に関しては，Trunk Control Test（TCT）（表1-21）24点で体幹の機能低下が確認される一方で，寝返りが可能であり，口頭指示に従って体幹の伸展運動も可能でした．これらの動作観察から，随意的な体幹伸展運動や回旋運動など一部の体幹機能を有すると推察されます．

一方，pusher現象の評価では，麻痺側への傾斜，押す現象，正中位に修正した際の抵抗感をそれぞれ座位，立位姿勢で認めており，Scale for Contraversive Pushing（SCP）（表1-19）

は6点でした．また，Burke Lateropulsion Scale（BLS）（表1-20）は13点で，座位・立位・移乗場面で介助に対して強い抵抗が出現していました．すべての基本動作は重度〜全介助が必要であり，特に体格が大きいことも影響し，移乗時には2人介助が不可欠でした．Functional Independence Measure（FIM）（表1-36）は運動項目19点，認知項目16点でした．

非麻痺側および体幹機能

筋力（MMT）	5
TCT	24 点

pusher 現象

SCP	6 点
BLS	13 点

基本動作

寝返り	自立
起居動作	重度介助
端座位	中等度介助
立ち上がり	重度介助
立位	重度介助
移乗	全介助（2人介助）
歩行	未実施

総合評価・ADL評価

NIHSS	18 点
SIAS	30 点
FIM	35 点（運動 19 点 認知 16 点）

高次脳機能障害

HDS-R	26 点（視覚記名、語の流暢性で減点）
注意機能	観察上、注意障害あり
線分二等分試験	3cm 右方偏位

神経徴候

覚醒	GCS	4/5/6
運動機能	Brs	II-II-II
	SIAS-Motor	0-0-0-0-0
	ROM	制限なし
	DTR	軽度亢進
反射検査	バビンスキー反射	－/＋
	ホフマン	－/－
	トレムナー	－/－
筋緊張	mAS	肘・足関節で 1＋
感覚	表在感覚	中〜重度鈍麻
	深部感覚	中〜重度鈍麻

図2-19 理学療法評価の内容と結果

←本症例の評価結果と主要な病態の解説動画はコチラ

6 統合と解釈

本症例は高血圧を起因とした被殻出血を発症し，保存的治療で10病日を経過した症例で

す．端座位や立位の姿勢保持が困難であり，移乗動作では2人介助が不可欠であることが主要な基本動作の課題点です．移乗動作の介助量の軽減は，車椅子への移乗機会を増やし，リハビリテーション以外の離床時間を拡大して廃用症候群の予防に寄与します．また，本人の要望であるトイレで排泄することが可能となり，ADLおよびQOLの向上が期待できます．

活動制限と機能障害の関連性

第10病日の移乗動作は，病棟での離床機会の増加やトイレ誘導を行うには介助量が多く，実用的ではありませんでした．その移乗動作を座位・立ち上がり・立位に分けて，非麻痺側の過剰努力を抑制する条件にて動作遂行をしてもらうと，各姿勢や動作の介助量が軽減されました．これは麻痺側の機能障害だけでなく，非麻痺側の過剰努力も姿勢保持や動作時の介助量の増加を引き起こしていると推測されます．

移乗動作の実用性低下に関する機能障害

移乗動作において共通して観察された逸脱動作は，麻痺側への体幹傾斜と，それを正中位へ戻す介助に抵抗する非麻痺側上下肢のpusher現象でした．姿勢制御には，視覚・体性感覚・前庭感覚の3つの入力系が関与し，各感覚が統合されて姿勢制御が行われています[11]．しかし，本症例は被殻出血による内包や上縦束への血腫の進展によって重度の運動麻痺や感覚障害，そして左半側空間無視が生じていました．Pusher現象により麻痺側に荷重が集中しますが，麻痺側の体性感覚障害があるため，姿勢制御をより困難にしていると考えられます．加えて，被殻が関与する運動ループや内包を走行する皮質網様体脊髄路は姿勢保持や動作時の筋緊張制御に関与するため[12]，麻痺側の筋緊張を適切に調整することができなくなります．これらの姿勢制御に関与する神経系の機能不全により，四肢近位筋群や体幹筋群の筋緊張の調整が不十分になり，骨盤後傾・下制および肩甲帯の下制を引き起こし，麻痺側への体幹傾斜を生じさせたと考えられます．

機能障害を特定するための条件課題

Pusher現象が姿勢制御の障害にどの程度影響しているかを明らかにすることを目的に，視覚的要素と非麻痺側上下肢の過剰努力を制御した環境下で，姿勢および動作観察を行いました．閉眼条件の座位姿勢では，麻痺側への体幹傾斜はわずかで，非麻痺側上下肢の押し込み動作も見られませんでした．これは自覚的姿勢的垂直判断（SPV）の障害が麻痺側の体幹傾斜に影響する可能性が低いことが推察されます．次に，非麻痺側の過剰努力を抑制した条件下での端座位・立位・立ち上がりの動作観察において，麻痺側への体幹傾斜や非麻痺側の押し込み動作は観察されず，非麻痺側上下肢の協力的な動作が得られました．これはpusher現象を誘発するような非麻痺側上下肢への体性感覚入力を抑止することで，本来，潜在性に有している麻痺側の機能が発揮でき姿勢の安定化につながったと解釈できます．加えて，非麻痺側上下肢の

過剰努力が姿勢や動作の妨げになっていることを示唆しました．以上の観察から，本症例の姿勢制御障害において非麻痺側上下肢の過剰努力が大きく関与していると考えられます．

座位や立位保持における体幹を平衡にする制御において，静的な姿勢制御と，意図的な運動に先行して生じる動的な姿勢制御を区別して評価することは重要となります．脳卒中の患者には，動的な姿勢制御が求められるステップ運動や，自己の身体運動で被る外力に対するバランスを修正するという経験やその評価を行います．本症例においては，下肢の運動麻痺を補うための長下肢装具を装着した条件下で，移乗時や歩行開始時に必要なステップ動作を経験してもらいました．その結果，静的な姿勢制御が要求される立位姿勢では，体幹伸展位の保持が可能であったのに対して，動的な姿勢制御を要求されるステップ動作では，麻痺側股関節の屈曲・内転と体幹の右側屈を認め，麻痺側へのコラプス（collapse）が確認されました（）．したがって，麻痺側下肢の運動麻痺や動作に先行した姿勢保持として活動する体幹・股関節筋群の筋緊張の低下が，pusher現象によって隠されていた機能障害として顕在化されました．

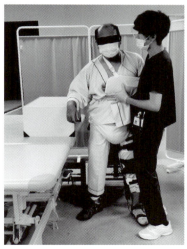
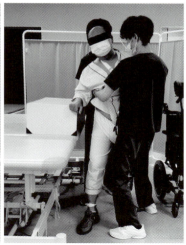

図2-20　静的姿勢制御（立位）と動的姿勢制御（ステップ動作）における体幹の姿勢保持としての支持性の違い

機能障害の予後予測

Pusher現象の予後において，症状は発症7日目から消失しはじめ，3か月後には79％の患者でSCPが0点となることが報告され，経過とともに改善する傾向があります[13]．しかし，右半球損傷の患者においては，半球間の回復の差異がみられ，pusher現象の回復が遅延する傾向にあります[14]．この点を考慮すると，本症例のpusher現象の回復には長期間を要する可能性があることが予測されます．

運動麻痺の予後評価においては，比例回復モデルが広く認知されており，上肢・下肢ともに発

症時の FMA（Fugl mayer assessment）スコアに基づいて，その後の回復の程度も比例すること
が知られています [15, 16]．しかし，この比例回復モデルに該当しない場合もあり，特に上肢では
発症早期に手指伸展や肩関節外転の随意運動が行えることが，機能予後に重要であることが確
認されています [17]．本症例では，随意運動の実行が困難であるため，上肢の運動麻痺の回復は
難渋することが予測されます．下肢に関しても，発症時の運動麻痺が重度であるため，運動麻
痺の大きな改善は期待できないことが予測されます．一方，ADL の予後は発症時の NIHSS ス
コア（表1-29）や年齢に大きく依存しています [18]．本症例では，来院時の NIHSS は 18 点で
中等度の神経学的所見が確認されましたが，年齢が 50 歳代と比較的若年であり，急性期から
積極的なリハビリテーションを行うことで ADL の改善が期待されます．

⑦ 目標設定と問題点抽出

　本症例では，脳卒中地域連携パスに従い，発症後 2～4 週間で回復期病院への転院が予定さ
れています．このため，当院の入院期間中は，座位保持の獲得や立位および移乗動作におけ
る介助量の軽減を短期目標に設定します．病棟 ADL の目標としては，日中の排泄動作を
トイレで実施できることを優先します．そのため，病棟との連携が不可欠であり，看護師と
協力して排泄動作や車椅子移乗の介助を行う必要があります．機能障害への介入だけではな
く，手すりや車椅子の配置を調整するなどの環境整備も行い，段階的に非麻痺側の協力動作や
麻痺側上下肢の参加を促進して，介助量を軽減させることを目指します．長期目標は，移乗動
作の獲得に加え，杖や装具を使用した歩行動作の獲得も視野に入れ，これを 6 か月程度の期間
を目指します（図2-21）．

⑧ 治療介入と治療プログラム

　本症例の急性期での治療プログラムの目的は，移乗動作の介助量増大の原因である pusher
現象の改善と，麻痺側の四肢近位部・体幹の適切な筋緊張の獲得および運動麻痺の改善を目指
しています．急性期の運動麻痺回復には，残存する皮質脊髄路の興奮性を高めることが重要で
あり [19]，電気刺激療法を使用した反復練習や，麻痺側への荷重練習を早期から実施することが
勧められています [20]．本症例の場合は，重度の運動麻痺で随意運動が不十分であり，さらに左
半側空間無視や注意障害の影響により，反復した随意運動が困難でした．そのため，基本動作
練習の中で麻痺側への適切な荷重を促して，皮質脊髄路の興奮性を高める必要がありま
す．しかし，麻痺側への荷重を促すためには，pusher 現象を抑制する必要があります．本症例
は自覚的姿勢的垂直判断（SPV）が比較的保たれていたため，はじめに前腕支持を促進し，体
性感覚入力が増える環境で姿勢保持や動作練習を行います．これにより pusher 現象を抑制
し，段階的に非麻痺側への重心移動，リーチ練習，そしてフリーハンドでの動作練習へと難易
度を上げていきます．また，姿勢保持練習では支持基底面の広い端座位練習から開始し，徐々

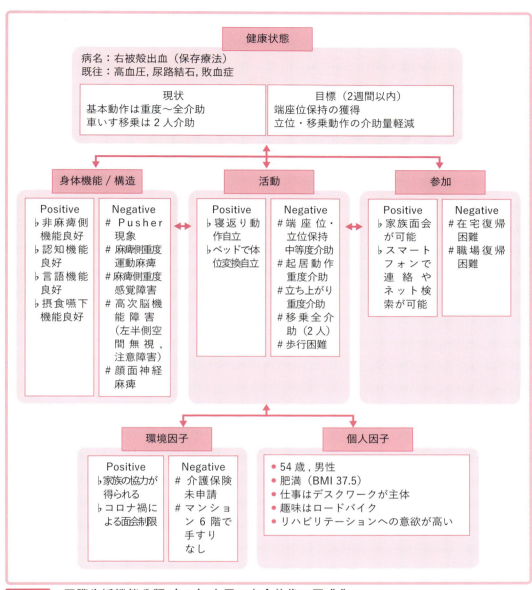

図2-21　国際生活機能分類（ICF）を用いた全体像の図式化

に高座位，立位へと難易度を調整します．動作練習でも同様に，立ち上がり，重心移動，ステップ練習，歩行と徐々に難易度を調整しながら介入し，静的・動的な場面での姿勢制御が再獲得できるように治療プログラムを立案しました（図2-22）．

　理学療法のリスクマネジメントの一環として，運動療法による血圧の上昇，転倒および麻痺側上下肢の連合反応の出現を防止するための配慮を行いました．具体的には，動作練習中に過度に力まないように課題の難易度を調整することや，運動療法開始前に病棟看護師と連携して降圧薬を内服してから実施するよう配慮しました．転倒予防については，動作練習中に転倒が予測される方向に介助者が位置することや，長下肢装具を使用しながら運動療法を実施しました．特に長下肢装具は膝関節・足関節の安定性を担保するため，転倒リスクの

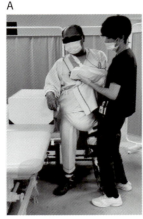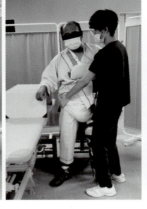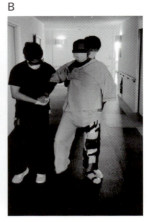

図2-22 理学療法プログラムの一例

Pusher現象を抑制させながら体幹筋群および麻痺側下肢の筋活動を促す理学療法介入の一例を示します．
A：長下肢装具を使用した立位での重心移動練習を行い，段階的な動的姿勢制御を促進します．
B：介助下での2動作前型歩行を行い，動作練習を通して体幹や下肢筋群の筋活動の増加を促進します．

軽減だけでなく，股関節や体幹の制御のみに注意を向けられることも有効です．また，転倒は病棟でも起こりうるため，病棟看護師とも連携し，手すりや車椅子の設置位置，介助方法を共有し，さらに継続的なコミュニケーションを保ちました．

参考文献

1) 原寛美，他．脳卒中理学療法の理論と技術 第3版．メディカルビュー社，2013. pp. 94-114.
2) 日本脳卒中学会脳卒中ガイドライン委員会．脳卒中治療ガイドライン2021．協和企画，2021. pp. 35, 127-133.
3) 金谷春之，他．高血圧性脳出血における新しいNeurological GradingおよびCTによる血腫分類とその予後について．高血圧性脳出血の外科Ⅲ．1978: 265-270.
4) Schizodimos T, et al. An overview of management of intracranial hypertension in the intensive care unit. J Anesth. 2020; 34: 741-757.
5) Claassen JAHR, et al. Regulation of cerebral blood flow in humans: physiology and clinical implications of autoregulation. Physiological reviews. 2021; 101: 1487-1559.
6) 前島伸一郎，他．脳卒中に関連した肺炎：急性期リハビリテーション介入の立場からみた検討．脳卒中．2011; 33: 52-58.
7) Perderson PM, et al. Ipsilateral pushing in stroke: incidence, relation to neuropsychological symptoms, and impact on rehabilitation. The Copenhagen Stroke Study. Arch Phys Med Rehabil. 1996; 77: 25-28.
8) Karnath HO, et al. The origin of contraversive pushing: evidence for a second graviceptive system in humans. Neurology. 2000; 55: 1298-1304.
9) 阿部恭子，他．脳卒中片麻痺患者の座位体幹傾斜時における恐怖感の検討．理学療法学．2003; 33: 415-420.
10) Fujino Y, et al. Prone positioning reduces severe pushing behavior: three case studies. J Phys Ther Sci. 2016; 28: 2690-2693.
11) 板倉厚．感覚と姿勢制御のフィードバックシステム．バイオメカニズム学会誌．2015; 39: 197-203.
12) 高草木 薫．大脳基底核による運動の制御．臨床神経学．2009; 49: 325-334.
13) Danells C, et al. Poststroke "pushing" natural history and relationship to motor and functional recovery. Stroke. 2004; 35: 2873-2878.
14) 阿部浩明，他．脳卒中後のpusher syndrome出現率と回復における半球間差異．理学療法学．2014; 41: 544-551.
15) Winters C, et al. Generalizability of the proportional recovery model for the upper extremity after an ischemic stroke. Neurorehabil Neural Repair. 2015; 29: 614-622.
16) Smith MC, et al. Proportional recovery from lower limb motor impairment after stroke. Stroke. 2017; 48: 1400-

17) Nijland RHM, et al. Presence of finger extension and shoulder abduction within 72 hours after stroke predicts functional recovery early prediction of functional outcome after stroke: The EPOS Cohort Study. Stroke. 2010; 41: 745-750.
18) Veerbeek JM, et al. Early prediction of outcome of activities of daily living after stroke a systematic review. Stroke. 2011; 42: 1482-1488.
19) Swayne OBC, et al. Stages of motor output reorganization after hemispheric stroke suggested by longitudinal studies of cortical physiology. Cereb Cortex. 2008; 18: 1909-1922.
20) 諸橋勇. 脳卒中片麻痺患者の体幹・下肢への理学療法アプローチの最新の動向. 理学療法. 2017; 34: 301-310.

2. 脳血管障害（回復期）

（高見武志・土井啓子）

1 症例の情報提示

【年齢】50歳代　【性別】女性
【身長】163.0cm　【体重】72.8kg　【BMI】27.4
【診断名】左被殻出血
【術式】保存的加療
【現病歴】XX年12月夜間に突然の右手先の痺れ感の自覚症状を認め，右半身が徐々に動かし難くなり家族と一緒に当院を受診されました．CTにて左被殻出血（図2-23）の診断にて入院となりました．現在，発症後4週です．

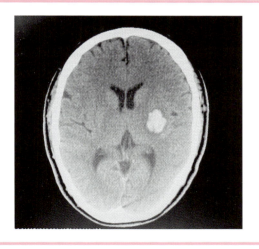

図2-23 CT画像
左被殻に出血病巣を認めていました．

【既往歴】高血圧症（1年前），股関節OAによる両側　全人工股関節置換術（12年前）

【入院前の活動状況】

　自宅内・屋外ともに独歩にて移動していました．買い物は自宅周辺にはスーパーがないため，車で20分程度離れた場所まで自己にて自動車を運転して行っていました．家事全般は自立していました．職業は自営業で，自宅で健康食品や美容の卸売業を友人と2人で行っています．仕事の際は頻繁に自動車の運転をします．また仕事以外の役割として，近隣に住む実父の世話も行っていました．

　自宅は持ち家一戸建の2階建てで，夫・長男と同居．1階にリビングとキッチン，洋式トイレ，浴室があります．2階に寝室があり，布団を使用し就寝しています．自宅内に手すりは，階段に設置（昇段時右側に片手すり）しています．趣味は友人との旅行や食べ歩きです．キーパーソンは長男で，介護保険はソーシャルワーカーに勧められましたが，申請しませんでした．

【現在の活動状況】

　発症後22病日目までは，急性期病棟にて治療を行っていました．状態が落ち着き，23病日目に回復期病棟へ転棟となりました．転棟時（現在），病棟内の主たる移動手段は，車椅子搬送全介助です．病棟でしているADLは，寝返りと起き上がりは自立しています．起立動作と移乗動作は上肢支持ありの条件で自立しています．身のまわり動作に関してトイレ動作は，自室からトイレまで片道10m程度の距離であれば，馬蹄形歩行器歩行移動し，トイレ内動作は手すり使用し自立しています．シャワー浴は手すり使用し自立，整容動作自立．内服は自己管理できています．

　リハビリ室でできる能力としては，病棟内で短距離であれば馬蹄形歩行器にて自立しています．独歩は可能ですが，患側下肢の単脚支持の局面で支持性が乏しいことで見守りレベルです．階段昇降は非麻痺側上肢を支持して，非麻痺側下肢を先行して2足1段で見守りレベルです．

② 疾患の病態把握

疾患の病態を解説

　脳卒中とは，脳血管の閉塞，破綻などにより，脳組織が壊死や圧迫され神経症状が発現した状態の総称です[1]．虚血性病変である脳梗塞，出血性病変である脳出血，くも膜下出血に分けられます．脳出血の原因には様々なものがありますが，主要な要因は高血圧です．高血圧は主に生活習慣と関わりがあることが多いです．このため生活習慣の改善と降圧治療薬が，脳出血の発症・再発の予防として重要となります[1]．

　脳出血で最も多い出血部位は被殻出血です．被殻出血では，被殻損傷による障害よりも，周辺構造の損傷による症状が問題となることが多いです．血腫が内包前脚に進展すれば，前頭橋路や前視床放線の損傷による遂行機能障害が生じます．内包後脚に進展すれば，皮質脊

髄路いわゆる錐体路や，感覚路の損傷によりそれぞれ運動麻痺や感覚障害が生じます[2]．
　本症例の場合，画像所見より，出血部位が錐体路や感覚路が通る内包後脚に及んでいます．また皮質脊髄路の走行から，上肢や体幹の麻痺が強く出現する可能性が考えられます（図2-24）．身体症状としては，上肢の麻痺はBRS-tⅣ，手指Ⅳ，筋緊張は右上肢全体が低緊張でした．下肢の麻痺はBRS-tⅣで，下肢筋にも低緊張を認めていました．独歩による歩行では右立脚期の単脚支持期の支持性が不十分で見守りレベルでした．また，持久性も乏しい状態でした．

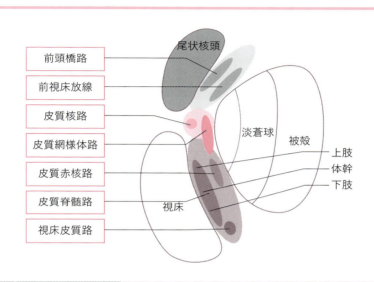

内包前脚	・前頭橋路	前頭葉から橋核に至る錐体外路系線維．中小脳脚で小脳と連絡して運動調整や歩行駆動に関与する
	・前視床放線	前頭葉と視床内側核および視床前核と帯状回との連絡線維．前頭葉や帯状回との情報の連絡に関与する
内包膝	・皮質核路	運動野から脳神経の運動核に至る．脳神経の運動に関与する
	・皮質網様体路	運動野（6野）から脳幹網様体に至る錐体外路線維．姿勢制御に関与する
内包後脚	・皮質脊髄路	運動野から脊髄前角細胞に至る錐体路線維．随意運動に関与する
	・皮質赤核路	運動野から赤核に至る錐体外路線維
	・視床皮質路	視床（VPL核）から体性感覚野に至る上行性線維

図2-24　内包を通過する神経線維

疾患の重症度を判定

＜画像所見＞
　画像所見から被殻出血のCT分類のⅢ，Ⅳ，Ⅴ型は，錐体路や感覚路が通る内包後脚の損傷

により，運動麻痺や感覚障害が生じることを示唆します[2]（→P.113，**表2-1** 参照）．

＜出血量＞

20 mL 以下は軽症，40 mL 程度で中等度障害となり，60 mL 以上は重症で生命に関わります[2]．

＜血量の計算方法＞

血腫量（mL）＝縦径（cm）×横径（cm）×高さ（cm）÷2

縦径と横径は，血腫が一番広いスライスにて測定します．

高さは，血腫を認めるスライス枚数×スライス厚で求めます．

既往歴の病態を解説 --

高血圧の基準は，収縮期 140 mmHg 以上，拡張期 90 mmHg 以上のどちらかみられるもので，それが継続される場合には治療が必要になります[3]．

高血圧症では服薬管理し，血圧をコントロールし，再発を予防することが重要となります．高血圧を既往にもつ患者にはカルテにより日内の血圧推移や，服薬状況を確認します．また，理学療法の運動前後では血圧の変動を確認する必要があります．

変形性股関節（OA）は，関節軟骨が破壊され，次第に関節辺縁では骨棘が形成されます．症状としては，初期には関節を動かすと疼痛が生じ，安静により軽快しますが，進行とともに運動時痛や荷重時痛が強くなります．

単純 X 線では，関節軟骨の摩耗の程度に従って関節裂隙の狭小化，そして骨棘形成と硬化像が見られます．変形性股関節症では疼痛回避肢位として股関節屈曲，外転，外旋位を呈します．そのため関節可動域制限ではその逆方向の動きである股関節の伸展制限，内転制限および内旋制限が生じます．立位や歩行の場面では，支持側への骨盤水平移動や体幹を鉛直位に保持すること，および骨盤回旋運動が制限されやすくなります（**図2-25**）．

12 年前に変形性股関節症により両側 THA 術を受け，THA 術後の数年間も IADL を自立しています．現時点においても，疼痛は認めておらず，股関節の関節可動域制限や，下肢長差も認めていませんでした．しかし高度の肥満と Trendelenburg（トレンデレンブルグ）徴候を認めていました．

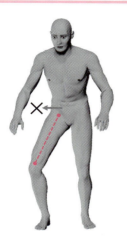 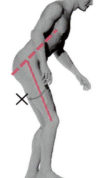 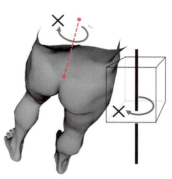

股関節内転制限のため支持側への骨盤水平移動ができません

股関節伸展制限のため体幹前傾位に強制されます

股関節内旋制限のため反対側の骨盤を前方に回旋できません

図2-25 変形性股関節症で生じやすい立位での運動制限

　ここで，本症例の情報収集から考えられる運動療法に際してのリスクマネジメントを以下に示します．

血圧管理

　血圧の管理は，脳出血の再発予防のために必要です．『高血圧治療ガイドライン2019』では，脳出血の発症から1か月以降は130/80 mmHg未満と推奨されています．本症例では主治医より収縮期血圧を140 mmHg以下でコントロールするよう指示されています．高血圧は痛みやかゆみなど自覚できる症状が少ないため，理学療法では必ず運動する前の安静時，運動前後に血圧測定することが重要です．

運動の種類と負荷量

　脳卒中になると痙性麻痺や随意運動の障害により自由に手足が動かないため，立位や歩行動作で転倒するかもしれないという恐怖感があいまって，全身性に緊張が高まりやすいです．健常者と比較して血圧が高くなりやすいです．理学療法での運動の種類においても，等尺性収縮での筋力増強運動は血管に圧がかかり血圧が高まりやすいため，呼吸が楽にできるぐらいの等張性運動を行うようにしましょう．負荷量はやや疲れた程度の運動負荷で，運動頻度を増やすことが良いとされています．そのため，リハビリ時間以外で行う自主練習内容や，看護師とともに行う病棟内の生活活動を考えておく必要があります．

転倒に関して --

　立位で左右の体重支持が均等であれば，身体重心は支持基底面の中央に投影されて安定します．脳卒中片麻痺の方は，片側上下肢の随意運動が不十分で，かつ痙性麻痺を呈することで，立位では左右均等に体重をかけることができません．そのため脳卒中患者のリハビリテーションでは，回復が未熟な段階で立位，歩行動作の練習をしていくため，転倒の危険性がつきまといます．

　リハビリでは歩行動作の獲得に向けて，麻痺側下肢に体重配分を多くするように麻痺側へ重心移動します．その後，麻痺側下肢に全体重をかけられる程度であれば，非麻痺側下肢の足部を一瞬だけでも床から持ち上げる練習をします．次に非麻痺側下肢の足部を床から持ち上げる時間，いわゆる麻痺側下肢の片脚立位を保持する時間を長くするようにします．

　本症例の片脚保持時間は，非麻痺側下肢で 11 秒，麻痺側下肢で 3 秒でした．健常者の歩行では単脚支持時間は 0.4 秒程度です．本症例はリハビリ中の能力では独歩可能であり，脳卒中後において患側下肢で 2～3 秒間保持できるというのは，歩行時の下肢の支持性の観点からみると比較的良好と考えられます．しかし，麻痺側下肢で片脚立位の終了時，右側後方への転倒傾向があり，とっさに麻痺側上肢を使用できないことからも，安定性限界を外れた際の上肢の保護伸展反応も乏しい状態でした．

　本症例の転倒予防の対策として，本症例は認知機能面に問題がなかったことから，トイレ内動作やシャワー浴では手すり支持しながら動作を行うよう指導しました．独歩は短距離であれば見守りにて可能でしたが，人に頼ることを嫌う方であり，起床時のふらつきが大きい場面でもナースコールせず独歩を行うことがあったため，歩行器使用しての歩行に限定して，病棟トイレの使用を認めました．

③ 改善すべき基本動作とその理由

　23 病日目には，馬蹄型歩行器の実用性は高まっています．入院前の情報収集と入院中の移動様式の経過をふまえると，術後 23 日目の獲得すべき基本動作は，独歩の実用性の獲得になります．

　現時点での移動手段は馬蹄型歩行器で，段差などが少ない環境である病院や施設などでは安定した歩行が可能ですが，自宅の敷居がある環境では適応しづらいです．そのため，退院後の生活を考慮すると実用性獲得が本人にとって有意義で達成可能なものと考えます．独歩の様式の前段階として期待する目標や留意点として，T-cane 歩行の獲得が挙げられます．

←症例の情報提示の解説動画はコチラ

4 基本動作の動作観察・分析

　現在自立している馬蹄型歩行器の歩行と独歩について動作観察・分析を行い実用性低下の原因となる機能障害を推定しました．

←歩行動作の観察・分析の解説動画はコチラ

馬蹄型歩行器での歩行

　リハビリ室内での馬蹄形歩行器歩行は，安全に可能で10 m歩行時間が9秒で実用性を有しています．フォームの観察では，麻痺側（右）の肩甲帯の固定性がやや低く下制しています．右立脚中期では膝関節屈曲が大きく，前遊脚期で足関節底屈は左側と比較して乏しくなっていました．

独歩での歩行

　リハビリ室内で独歩による歩行は，機能的に可能であるが，単脚支持時間で麻痺側（右）が減少し，10 m歩行時間は12秒で，右単脚支持期で体幹が右側へ傾斜するなど，少し右側へ不安定性がみられます．そして10 m以上の連続歩行ではその現象が増強し，転倒リスクが高まっていました．

　歩行フォームの観察では，右肩甲帯が低緊張で下制しており，右上肢のふりは左上肢と比較して乏しくなっています．左右の立脚相において，骨盤に対して体幹の平衡が見られず，体幹がゆらゆらとした動きが特徴です．特に右立脚中期において前額面で右側への骨盤水平移動が不十分で，過度に体幹の右側への傾斜が見られ右側へ不安定です．矢状面では麻痺側で過度に膝関節が屈曲しています．前遊脚期では足関節の底屈が不十分で蹴り出しも乏しいです（図2-26）．

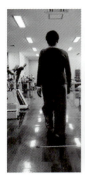
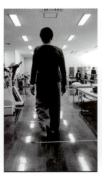
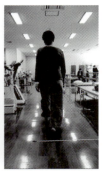

初期接地　　　荷重応答期　　　立脚中期　　　立脚終期

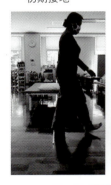
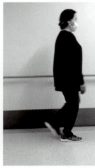

図2-26　歩行動作

5 検査結果と動作能力の照合

23病日目の身体機能検査およびパフォーマンステストの結果を 図2-27 に示します．

					MMT		Rt	Lt

BRS-t（Rt）　上肢：IV　手指：IV　下肢：IV

	右上下肢	左上下肢
表在感覚	軽度鈍麻	正常
深部感覚	軽度鈍麻	正常

MAS		
	足関節底屈筋	0
	膝関節伸筋群	0

	Rt	Lt
上脚二頭筋	±	+
上脚三頭筋	±	+
大腿四頭筋	±	+
下腿三頭筋	±	+

痺れ	右母指・示指・中指 DIP・環指 DIP

10m 歩行（独歩快適歩行）　12 秒

片脚立位保持時間	Rt	Lt
	3 秒	11 秒

MMT		Rt	Lt
体幹	屈曲		3
	回旋	2	3
股関節	屈曲	3	4
	伸展	3	4
	外転	3	4
	内転	3	4
膝関節	屈曲	3	4
	伸展	4	5
足関節	背屈	4	5
	底屈	3	4
肩関節	屈曲	3	5
	伸展	3	5
	外転	3	5
	内転	3	5
肘関節	屈曲	3	5
	伸展	3	5
手関節	背屈	3	5
	掌屈	3	5

図2−27　理学療法検査の内容と結果

　脳血管障害で生じる錐体路障害の所見となる深部腱反射はやや減弱で，力強さが足りませんでした．またブルンストローム回復ステージで運動のバリエーションを測定してみると，右上肢IV，手指IV，下肢IVで中枢神経性の運動麻痺の分離性低下が認められました．

　関節可動域測定では，歩行動作および日常生活に必要な可動域を有していました．

　筋力検査においては，体幹屈曲3レベル，麻痺側（右）において下肢では股関節は3レベル，膝関節は伸展4・屈曲3，足関節は背屈4・底屈3でした．右上肢では肩関節は3レベル，肘関節3レベル，手関節3レベルでした．

　表在・深部感覚検査では右上下肢ともに軽度鈍麻です．右母指・示指・中指 DIP・環指 DIP には痺れを認めました．

　歩行能力検査では，独歩による10 m 歩行で12秒と実用性はやや低く，片脚立位は右3秒・左11秒でした．

❻ 統合と解釈

　本症例は左被殻出血を発症した23病日目で，移動手段の様式として歩行器歩行では機能的に可能ですが，独歩の自立に向けてリハビリをしています．その他の活動制限として，食事動作では右手でスプーンを用いて口までの取り込みはできますが，箸の使用が困難です．入浴ではシャワー浴での洗体，洗髪や洗体動作での右上肢の使用困難であることです．仕事ではパソコンを使用するため，右上肢での円滑なキーボード操作困難が挙げられます．自宅で使用していた寝具は布団であり，臥位から立位の姿勢変換や，寝床の準備と片づけなどのIADL面で支障が生じると推測されます．

　自宅復帰を考えるうえで，自宅2階に寝室があるため，階段昇降の練習も必要になります．退院後の移動可能範囲の拡大と仕事復帰ができる可能性が高まり，QOLの向上を期待することができます．

活動制限と機能障害との関連性

　リハビリでの独歩の練習は，左右の立脚相において，骨盤に対して体幹の平衡が見られず，体幹がゆらゆらとした動きが特徴です．特に麻痺側である右立脚中期において前額面で骨盤水平移動が不十分で，過度に体幹の右側傾斜が見られ，右側への重心移動に対しての制御が乏しいことが考えられます．

　ブルンストロームステージで右下肢のステージはIVで，分離が一部可能であるが力強い運動ができない状況です．選択的な股関節外転運動が少しやりづらいため，股関節外転出力がMMTで3レベルであることで，右下肢荷重や立位で右側への重心移動した際に，骨盤の安定性が不十分となります．骨盤から上位の麻痺側肩甲帯が下制し，肩甲帯の固定性が低く，骨盤に対する体幹の運動性が乏しい状態と考えられます．これは少しの外力が体幹部に加われば瞬時に体幹で対応できないことに通じ，麻痺側肩甲帯の固定性が向上すれば，麻痺側片脚立位の保持時間が延長できるものと考えます．

　麻痺側上肢に関して，手指のブルンストロームステージがIVであり，細かな把持機能と手指のつまみ機能，巧緻動作が不十分で，IADLにおいて，食事動作の箸使用や，整容や洗体動作での道具を使用しての活動が困難となります．IADLや社会活動では，仕事で必須となるパソコンのキーボード操作や車の運転で支障が生じるものと考えられます．

機能障害の予後予測

　脳画像より，内包後脚が損傷しており，軽度の運動麻痺，感覚障害が生じています．血腫量も20 mL以下と少ないことから運動麻痺の程度が分離性を有しており，歩行の獲得は可能であると予測できました．年齢は50代の若年で，認知機能の低下もなかったため，予後は良好であると予測できました．

上肢に関しては道免[4]が，発症後1か月時点でStroke Impairment Assessment Set（SIAS）（表1-28）運動項目の上肢遠位（手指）4以上であれば実用手だが，0であれば7割が廃用手と報告しています．また三好[5]は，最終的に実用手となるための条件として，①発症当日に完全麻痺でない，②数日以内に随意運動の回復が始まる，③1か月以内に準実用手レベルに達することを挙げています．このことからも本症例は，実用手となることが可能と予測できました．

7 目標設定と問題点の抽出

症例の個別性を理解するために，生活機能分類表で得た情報に落とし込みます．入院中の目標としては，独歩による移動手段で病棟内ADLの自立と設定しました．長期目標としては，独歩にて自宅内ADL自立で仕事復帰や趣味である友人との旅行へ行くことと考えました（図2-28）．

8 治療介入と治療プログラム

本症例は被殻出血で皮質脊髄路に影響し，ステージⅣで分離性が一部可能ですが，特に股関節の筋出力が弱く骨盤の安定性が乏しい，そして肩甲帯周囲の選択的運動性の低下により麻痺側下肢に荷重したときの骨盤に対して体幹を平衡に維持することが不十分で，麻痺側への重心移動に対する制御能が低いです．

リハビリの介入として，両腕の前腕支持の条件で体幹上部の固定性不足を保障し，かつ本症例の股関節筋力がMMT3レベルでも単脚支持が可能な馬蹄形歩行器歩行で移動手段の自立を進めました．リハビリ実施中，歩行器歩行のように下肢の閉鎖性運動の環境下において，筋収縮の感覚をフィードバックすると反応が良好でした．また上肢についても，四つ這いのように支持基底面が広い状態である起居動作で，体幹・右上下肢への筋収縮を促し，序々に支持基底面を狭くし難易度を上げるようアプローチを行いました．

機能的に歩行器歩行での移動が自立するようになったので，次の段階として独歩の自立へ向けて取り組みを始めました．やはり歩行器と異なり独歩では前腕支持が得られない状況であるため，骨盤に対する体幹の平衡をとるための右肩甲帯と右側腹部の固定性低下がみられました．腹部に関しては背臥位で踵を浮かした状態で両下肢の屈伸運動を練習し，腹部の収縮を向上させることによって，骨盤部の固定性向上とともに，股関節周囲の筋収縮がさらに高まることを期待しました．また肩甲帯に対しては，内転・挙上位で保持できるようプレーシングを実施し，物品を把持する練習を取り入れました．

特に介入でのポイントは，立位での骨盤の固定性と肩甲帯の固定性を高めて体幹を平衡に維持することです．具体的には，歩隔を拡げてケイデンスを速くして荷重のタイミングに即座に股関節外転筋が反応するよう，かつ上肢で棒を水平位に持ちながら足踏みするようにしました（図2-29）．上肢で棒を水平位に保持することで体幹上部を平衡に保とうという，パッセン

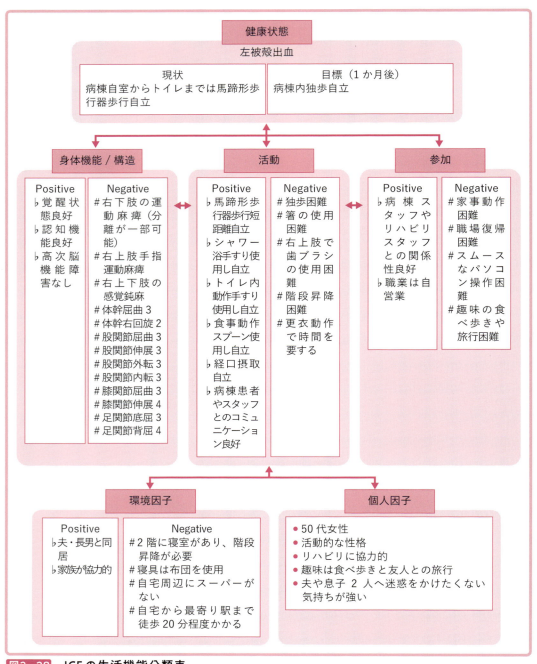

図2-28　ICFの生活機能分類表

ジャーの機能を高めることを意識しながら歩行練習をしました．
　上肢に関しては，まず肩関節深部筋の収縮を促す目的で，立位にて壁に対してワイピングを実施し，末梢である手掌から感覚入力をしながら中枢部である肩関節の安定性向上を図る練習を行いました．中枢の安定性が高まってきたのを確認し，肘関節，手関節，手指のスムーズな運動へとつなげていきました．

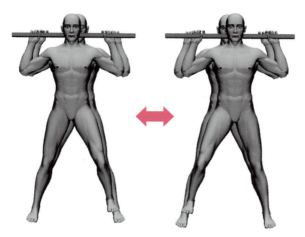

BRSで上肢・手指Ⅳなので，棒を把持することが可能で，棒を背面で水平に持つことで自然に体幹上部（肩甲帯）を意識づけできます

歩隔を拡げ，ケイデンスを高めた足踏み運動により，前額面の制御，とくに股関節筋の収縮するタイミングを経験できます．その後，ケイデンスを少しずつ減少して，その分，単脚支持時間が延長するので，骨盤の水平移動の制御につながります

図2-29 歩隔を拡げた条件での足踏み運動

←治療介入と治療プログラムの解説動画はコチラ

参考文献

1) 岡庭豊．病気がみえる vol. 7, 脳・神経第1版．メディックメディア, 2017.
2) 大村優慈．酒向正春，監．改定第2版 コツさえわかればあなたも読めるリハに役立つ脳画像．メジカルビュー社, 2020.
3) 岡庭豊．病気がみえる vol. 2, 循環器第3版．メディックメディア, 2021.
4) 道免和久．機能予後予測，リハビリテーションMOOK2-脳卒中のリハビリテーション．千野直一，他編集主幹．金原出版, 2001. pp. 102-109.
5) 三好正堂．臨床リハビリテーション脳卒中1-脳卒中のみかた．医歯薬出版, 1990.

第3節

内部疾患

（住吉山 健太，大野直紀）

1. 呼吸器疾患（細菌性肺炎, COPD 急性増悪）

1 症例の情報提示

【年齢】74 歳　　【性別】男性

【身長】169.0 cm　【体重】38.5 kg　【BMI】13.8

【診断名】細菌性肺炎

【現病歴】XX 年 1 月に誤嚥性肺炎の発症により他院に入院していましたが，「たばこが吸いたい」という喫煙欲求が強くなり，自主退院をされていました．その後，かかりつけ医による抗菌薬治療を行っていましたが，同年 4 月に呼吸困難が増悪し，当院へ救急搬送されました．各種検査の結果，細菌性肺炎と診断され，抗菌薬治療をはじめ酸素療法，栄養療法，血糖管理などの全身の医学的管理が開始されました．現在，入院 6 日目です．

【併存疾患】慢性閉塞性肺疾患（Chronic Obstructive Pulmonary Disease：COPD，5 年前），糖尿病

【入院前の活動状況】

　自宅内は独歩で移動でき，身のまわり動作は自立して生活していました．家事全般はキーパーソンの妻が担っています．外出頻度は少なく，かかりつけ医の通院と，趣味の馬券購入のために場外馬券売り場へ行く程度で，それには妻が車を運転して連れてもらっていました．

　生活習慣として，長年の愛煙家であり（ブリンクマン指数 2,160），現在も禁煙はできていないどころか，禁煙しようとしません．また，糖尿病を指摘されているにもかかわらず，入院時の HbA1c が 11.6 %（正常 4.7〜6.2）とコントロールされておらず，生活習慣の是正や治療に対するアドヒアランス（治療方針に従う行動修正）は不良でした．入院前の 1 か月間，次第に呼吸困難感が増大し，自宅内でのトイレへの移動や食事だけでも息切れを呈し，自宅内の移動でも付き添いの介助を必要としました．また，義歯を作成しておらず食塊形成が不良であったため，妻が食形態をペースト状に変更していましたが，十分に食物摂取をできておらず，全身のるい痩（過度な痩せ）を認めていました．

【現在の活動状況】

入院後，39℃以上の高熱や頻脈（130回以上/分），不安定な呼吸状態でしたが，リハビリテーションの中止基準に該当しない全身状態となった第3病日から理学療法を開始しました．第3病日の介入時，鼻カヌラ3Lの酸素投与を行いながらベッド端での端座位を開始しましたが，呼吸困難感の増加（Borg scale 14）により5分程度しか端座位姿勢を保持できませんでした．第6病日，安静時の呼吸困難感は軽減し，基本動作練習として支柱台を支持した状態での歩行まで実施できましたが，労作時のSpO$_2$低下と呼吸困難感の増加（Borg scale 14）により，歩行の耐久性が著しく低下していました．

←症例の情報提示の解説動画はコチラ

2 疾患の病態を解説

肺炎は主に肺胞腔の炎症[1]を指し，細菌やウイルスなどの病原微生物が原因で急性に発症します．炎症により痰などの気道分泌物が増加することで，肺胞内にある酸素が血流に取り込みにくい状態となり，換気血流比不均衡となり，結果的に低酸素血症を引き起こします．

肺炎に対する治療の第一選択は抗菌薬の投与ですが，低酸素血症に対する呼吸管理には酸素療法が行われます．本症例では，胸部レントゲンで右中葉および下葉，左下葉にすりガラス影を認め（図2-30），加えて血液データで炎症反応が高値を示しています．

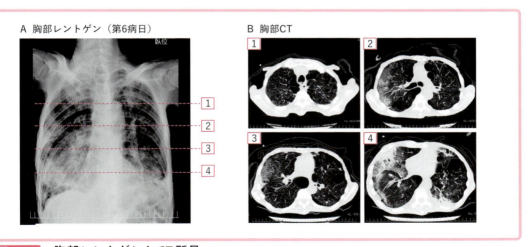

図2-30 胸部レントゲンとCT所見
右中葉〜下葉および左下葉にスリガラス陰影が確認されます．COPDの特徴である横隔膜の平底化と滴状心（肺に過剰に溜まった空気により心臓がつぶされた状態）の所見が見られています．

併存疾患の病態について解説

COPD

　本症例の主たる診断となる呼吸器疾患についての病態理解が必要になります．呼吸不全とは，動脈血中の酸素分圧が低下（60 mmHg 以下）した状態のことです．そして呼吸不全は「1型（二酸化炭素分圧の増加を伴わない）」と，「2型（二酸化炭素分圧が 45 mmHg を超える）」に大別されます．本症例の COPD は2型呼吸不全に分類されます．そして，呼吸不全が1か月以上続く状態を慢性呼吸不全といい，その代表例が COPD です．COPD はタバコの煙を主とする有害物質を長期に吸入，曝露することなどにより生ずる肺疾患で，呼吸機能検査は気流閉塞，いわゆる空気の通り道である気道や気管支が狭くなり息がすばやく吐き出せない状態と [2] と定義されます．

　COPD の病型分類では，「気腫型（肺胞が過膨張して空気が溜まった状態）」と「非気腫型（末梢気道優意型）」があります．呼吸機能検査では％肺活量は正常ですが，一秒率が低下します．これは一気に空気を吐き出せないということです．

　身体所見では，指先が太鼓ばちのように膨らんだバチ指，頸部の胸鎖乳突筋や斜角筋などの呼吸補助筋の過活動をしばしば認めます．一方，息切れの増加，咳や痰の増加，胸部不快感の出現あるいは増強などを認める局所的および全身的炎症の増加を「増悪」といいます [3]．

　本症例は治療に対するアドヒアランス（自分の病気を受け止め，積極的に治療に参加すること）が低く，現在も喫煙を続けている状態です．さらに細菌性肺炎も併存しており，COPD の増悪リスクは高い状態です．日常生活でも息切れを認めており，mMRC（表1-34）はグレード4と最重症となっています．

糖尿病

　本症例が併存疾患として患っている糖尿病について病態理解します．糖尿病とは，インスリンの作用不足による慢性的に高血糖状態を主徴とする代謝疾患群 [4] と定義されます．病態はインスリン分泌障害のみで高血糖となる「1型糖尿病」と，インスリン分泌障害に加え，インスリン抵抗性の増大により高血糖となる「2型糖尿病」に大別されます．高血糖状態が続くと，膵臓のインスリン分泌能の低下や肝臓・筋・脂肪細胞などのインスリン抵抗性の増大を引き起こし，さらなる高血糖状態となります．このような悪循環を「糖毒性」といいます．合併症には，糖尿病ケトアシドーシスなどの急性合併症があります．インスリンが体内で不足すると，エネルギーとして糖分を使えない代わりに脂肪酸を使います．その結果としてケトン体が生産され，身体が酸性に傾き，ひどい倦怠感や意識障害など生じます．高血糖の血液は「ドロドロとして粘性が高い血液」です．そのため細い血管は詰まりやすくなり，血流障害が生じます．それらの高血糖に起因する合併症として，「細小血管障害」といわれるもので，糖尿病網膜症・糖尿病腎症・糖尿病神経障害といった3大合併症があります．網膜症では視力低下，腎機能低下による症状，神経障害では末梢優位の筋力低下や感覚障害が生じます．

　医学的な治療目標は血糖値，HbA1c の管理となり，運動療法・食事療法・薬物療法が行われます．運動による血糖降下作用機序は次のとおりです．食事約1時間後に糖が筋肉へ運ばれ

ます．このタイミングで運動をすることで筋肉への血流量が増えます．筋肉への血流量が増えると末梢までインスリンが行き渡ることで糖が筋肉に取り込まれ，結果，血中の糖が少なくなります．また，運動することで筋肉が増加し糖がどんどん細胞の中に取り込まれ，インスリンの効果が高まりやすくなります．

インスリンを使用している患者では，逆に運動療法による低血糖リスクが生じます．低血糖症状として，運動中に集中力低下，生あくび，眠気，不安感，動悸があり，それらの症状が観察された場合には臥床させて糖の摂取が必要となります．そのため，患者の食事やインスリンの注射時間，インスリン製剤の種類を確認することは重要です．

ここで呼吸器疾患である本症例について，情報収集から考えられる運動療法に際してのリスクマネジメントを以下に示します．

姿勢や動作に関連した低酸素血症とその対応

呼吸器疾患患者に対応する理学療法士として，患者の体位変換や臥位から座位・立位というような機能的な活動に近づけていくにあたり，どのような生体反応が生じるかの知識が必要となります．活動増加に伴う身体の酸素需要に応じて，換気（空気を肺に取り込む），拡散（肺胞から肺毛細血管に酸素が取り込む），そして血流（肺毛細血管に流入する血液量）がそれぞれ増大する必要があります．それらが不十分であれば，血液中の酸素が少ない低酸素血症になります．低酸素血症の要因には，肺胞低換気，換気血流比不均衡，肺内シャント，拡散障害の4つがあります．

健全な肺では，体位や姿勢の変化による SpO_2 の変動は見られませんが，肺炎など肺実質の障害が存在する場合，体位変換によって SpO_2 の低下が見られることがあります．通常，重力の影響で下側肺の血流量が増加し，それに伴って下側肺での酸素取り込みも増加します（図2-31）．しかし，肺炎などの病的状態にある肺が下側になると，その病的肺への血流が増加する一方で，気道や肺胞の障害により下側肺への空気の含気が減少し，血流量と換気量のミスマッチが生じます（換気血流の不均衡）．これは，背臥位や側臥位などのベッド上での体位変換のみならず，座位や立位でも生じます．

換気血流比不均衡が低酸素血症の原因である場合，酸素流量を増加させても病的肺への換気量が増えなければ，酸素化は改善しません．一方，そのような状態で酸素濃度を増加し SpO_2 が改善する場合には，拡散障害が要因である呼吸不全の可能性が予測されます．座位・立位へと姿勢変換する場合や運動時には，運動量に比例して筋への酸素供給の増加に応じて，肺で取り込む酸素を増加させるために換気量が増加します．しかし肺実質に障害がある場合，障害部位の肺胞内の含気量が増加しにくくなりますから，SpO_2 の低下や呼吸回数を増やして酸素を取り込もうとする頻呼吸となります．

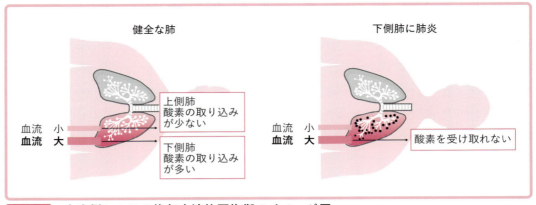

図2-31 本症例における換気血流比不均衡のイメージ図

CO₂ナルコーシス

COPDは息を吐き出しにくいため，体内にCO₂が蓄積した高二酸化炭素血症となります．通常，体内からCO₂を吐き出そうとして換気が促迫していますが，CO₂ナルコーシス[5]はCO₂の排出に必要な換気を行わない状態（呼吸中枢の抑制）を指します．COPDなど慢性的な2型呼吸不全においては，中枢性化学受容体（延髄）が感知するはずのCO₂上昇が鈍くなり，結果的に末梢性化学受容体（頸動脈体・大動脈小体）が感知する酸素濃度の低下が換気を促進するトリガーとなります．そのような高二酸化炭素血症のある患者に，高容量の酸素を投与により血中酸素濃度が保たれると，換気の促進が行われなくなってしまいます．この結果，本来排出されるべきCO₂が体内に貯留し，意識障害などの二次的な障害が生じてしまいます．

本症例では，酸素投与下で運動療法を行うため，CO₂ナルコーシスの初期症状である意識障害，自発呼吸の減弱，頭痛などが出現していないかをモニタリングしながら介入することが大切となります．

無気肺の予防

無気肺とは，様々な要因により肺容量が減少した状態[6]を示します．無気肺は気道に分泌物が貯留して空気の通り道が閉塞する「閉塞性無気肺」と，肺が外から押しつぶされる「圧排性無気肺」に分類されます．圧排性無気肺は，胸水貯留時に同一肢位が長時間保たれると，水分が重力の影響で下側に集まり，特に下側肺で無気肺が発生しやすくなります．加えて，体重やベッドによる圧迫が胸郭の拡張運動を制限し，背臥位の場合は下肺野の空気の出入りが不十分となり，無気肺が生じます．

無気肺への対応として，同一肢位の回避と，聴診や触診を用いて気道分泌物や無気肺の発生している肺区域，そしてその要因を同定し，適切な体位管理が重要です．

低栄養状態における栄養療法開始に対するリフィーディング症候群の発生リスク

リフィーディング症候群とは，慢性的な高度の低栄養状態にある患者にいきなり十分量の栄養補給を行うことにより発症する一連の代謝合併症の総称です．飢餓状態から急激な糖質・アミノ酸の体内への補充は，インスリン分泌を刺激し，摂取された糖質は細胞内に取り込まれ ATP 産生に利用されます．またタンパク合成も促進されます．ここの過程で大量のリンやビタミン B1 が消費され，同時にカリウム・マグネシウムが細胞内に移動するため，それぞれの欠乏症状が出現します（図2−32）．

リフィーディング症候群のときに，筋力増強運動や ATP を消費する歩行練習などを行うとリン（P）がさらに消費されます．その結果，筋の異化が促進される[7]だけでなく，インスリンの作用である腎臓における Na 再吸収の促進により，体内への水分貯留を引き起こして浮腫の出現を認めることがあり，心不全や呼吸不全を増悪させる一因となります．さらには低カリウム血症による不整脈の出現が見られ，重症化すると多臓器不全に陥ることもあります．そのため，低栄養状態における栄養療法開始時には血液データを注意深く観察し，運動療法の選択に慎重に対処する必要があります．

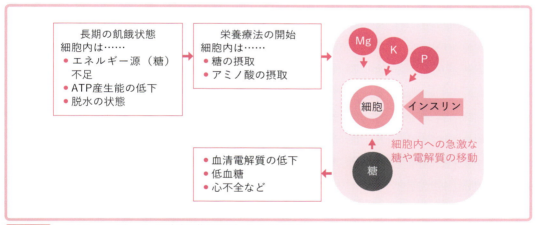

図2−32 リフィーディング症候群の発生メカニズム

③ 改善すべき基本動作の選定とその理由

入院前の生活状況は，身のまわり動作が自立しており，競馬場に行きたいという願望が明確で，長期的には屋外歩行の獲得が必要となります．第 6 病日には，安静時の酸素需要は軽減し，鼻カヌラで 1 L の酸素流量で過ごせるようになりました．しかし，座位保持や立位保持では，息切れや呼吸困難が出現するため座位や立位での活動，そして歩行動作の活動が制限されている状態でした．特に，臥位から端座位へ移行すると，呼吸補助筋群の過活動を伴う努力性呼吸が出現すると同時に呼吸苦を自覚しているため，長時間の座位保持は行えません．また，

支柱台を利用し，さらにセラピストが軽度の介助を行えば歩行することが可能ですが，6 m 程度の短距離の歩行に限られています．これらの要因から，ベッド上での臥床時間が延長することで，二次的な無気肺や筋力低下による廃用症候群のリスクが高まると推測されます．したがって，第 6 病日における改善すべき基本動作は，まず端座位の実用性の向上であり，次に下肢筋活動が必要な立位や歩行の獲得です．

4 基本動作の動作観察・分析

呼吸器疾患の理学療法では，活動量が増えるにつれて必要となる全身の酸素需要に応じた酸素供給ができるかを呼吸系を中心に確認，アセスメントすることがカギとなります．呼吸不全の程度が強ければ，背臥位から座位，座位から立位という抗重力姿勢での保持時間などの耐容能とバイタルなどの生体反応を見ましょう．次に歩行動作の連続歩行時間や距離の変化に伴う運動負荷に対する耐容能と呼吸状態を観察・アセスメントしましょう．

本症例について姿勢変化と歩行動作を通じて，機能障害の程度を考えました．

臥位

安静時においても，頸部の呼吸補助筋群の過活動が確認されました（図2-33）．また，吸気時における胸郭の拡張は不十分で，胸郭の柔軟性および胸郭コンプライアンス（膨らみやすさ）が低下していると考えられます．臥位の体位変化における酸素化の違いは，酸素 1 L 投与下で背臥位や左側臥位では SpO_2 を 95％以上で維持することが可能でしたが，病的肺が下側になる右側臥位では SpO_2 が 93％まで低下しました．

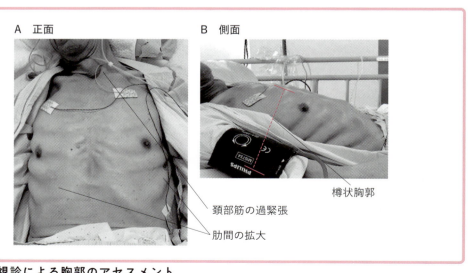

図2-33 視診による胸郭のアセスメント
A：頸部呼吸補助筋群の過活動，肋間の拡大を認めています．
B：胸郭の前後径が大きくなっており，樽状胸郭を認めています．

G-up 座位

　右側臥位と同様に G-up 座位（60 度）でも SpO_2 は 93％まで低下し，呼吸数の増加，喘鳴の出現，および頸部呼吸補助筋群の過活動がみられる努力性呼吸の徴候を認めました．さらに，患者は呼吸困難を自覚していますが，至適運動強度の範囲内（Borg scale 12）に留まっており，著明な呼吸困難感ではありませんでした．

端座位

　端座位の姿勢保持は自立していますが，G-up 座位よりも呼吸数の増加と心拍数の上昇を認めました．呼吸様式は胸腹式呼吸から腹式呼吸に変化し，浅く速い呼吸となりました．身体所見では，吸気時に肋間が陥没し，斜角筋が過活動するだけでなく，呼気時の腹筋群の過活動を著明に認め，吸気および呼気の両局面で努力性呼吸を認めます．また，胸郭の動きを細かく観察すると，COPD 特有のフーバー徴候（Hoover's sign：吸気時に胸郭下部の肋間が内方に陥凹する現象）が認められ，端座位では肺胞の虚脱が顕著に現れている可能性が考えられました．
　肺胞虚脱の評価を目的に口元から 30 cm 程度の位置にティッシュを設置し，口すぼめ呼吸を試行しましたが，ティッシュは全く動かず，呼気流速が著しく低下していると推測されました．

←フィジカルアセスメント 1 の解説動画はコチラ

立位

　立位はベッド柵や支柱台などの支持物を上肢で支持することで保持が可能です．立位時に SpO_2 の低下，呼吸数の増加，心拍数の増加などの生体反応を認めたことから，鼻カヌラ 1 L での酸素投与では下肢の筋活動（酸素消費）が増加した際に体内の酸素供給が不十分であると考えられました．そこで，酸素流量を 2 L に増量し，再度立位時の生体応答を評価すると，SpO_2 の低下は認められませんでした．

歩行

　鼻カヌラ 2 L の酸素投与下での歩行評価では，SpO_2 は 85％まで低下し，6 m 程度しか歩行することができませんでした．歩行は立位よりも下肢筋活動が要求されるため，下肢筋活動の増加に伴う酸素需要に対し，2 L の酸素流量では SpO_2 を維持することができなかったと考えられます．また，自覚的負荷を表す Borg scale が高まり，下肢の Borg scale が 12 と疲労感を訴えていることから，下肢筋力の低下も歩行距離の低下の要因であると推察されました．
　歩行の動作観察では，歩行速度も遅く，両股関節を外転・外旋した広い歩隔で歩行するのが特徴です．左右の単脚支持時間が短く，立脚側への過度な体幹傾斜がみられました．

←フィジカルアセスメント２の解説動画はコチラ

5 検査結果と動作能力の照合

　身体機能評価および検査結果を 図2-34 に示します．Clinical Frailty Scale（CFS）（表1-35）では，身のまわり動作に要介護の状態であり，握力の低下や体成分分析における骨格筋指数の低値を考慮すると，フレイルの状態であることが示唆されます．実際に計測した MMT でも下肢の全体的な筋力低下を認めましたが，立位や立ち上がり動作は，上肢の支持があれば自立することができていました．一方，血液検査では，肺炎による炎症反応は高値が続いていましたが，電解質異常はみられず，リフィーディング症候群は生じていませんでした（第２章第４節の筋量計測時のポイント解説の動画を参照／→P.174）．

姿勢変化に対する生体応答

　第６病日の姿勢・体位変化に対応する生体反応について 表2-3 に示します．本症例は端座位を保持することができますが，病的肺が下側になる右側臥位，G-up 座位そして端座位になると，SpO_2 の低下に加えて呼吸努力が増大します．抗重力への体位変換に伴い，病的肺への血流量の増加に対する換気不全が原因となる換気血流比の不均衡が考えられました，端座位では視診でフーバー徴候（Hoover's sign）を確認されたことから，ティッシュや吹き戻し笛を使用した模擬的な呼気評価で１秒量の低下が推定され，抗重力位では COPD 由来の換気障害も影響している可能性が示唆されます．一方で，心エコー検査では異常な所見は確認されず，端座位での心拍数増加は，呼吸器に関連する酸素の運搬能を高める生体反応と推察されます．これらのことから，端座位の耐久性低下と端座位での活動（テレビや新聞を読むなど）が制限されています．

運動負荷に対する生体応答

　立位では，鼻カヌレ２Ｌの酸素投与下で SpO_2 を維持することが可能でしたが，歩行では SpO_2 が 85％ まで低下し，Borg scale による自覚的呼吸苦が 14 まで上昇しました．歩行では下肢筋活動が求められるため，筋の酸素消費が増大し，それに伴い呼吸数や心拍数の増加が生じた可能性が考えられます．また，入院前の低活動とサルコペニアに伴う下肢筋力低下も自覚的負荷を高めた可能性が考えられます（表2-2）．

徒手筋力検査（MMT）

関節	運動方向	右	左
股関節	屈曲	4	4
	伸展	4	4
	外転	3	3
膝関節	屈曲	4	4
	伸展	3	3
足間節	底屈	3	3
	背屈	4	4

体成分分析
（生体電気インピーダンス分析法）

部位別筋肉量 （kg）	右上肢	左上肢
	1.64	1.77
	右下肢	左下肢
	5.46	5.90
骨格筋量指数 SMI（kg/m^2）	5.18	

Clinical Frailty Scale（臨床虚弱尺度）

スコア 7（重度の虚弱）

身のまわりのケアについて完全に要介護状態

血液データ

	第1 病日	第2 病日	第3 病日	第4 病日	第5 病日	第6 病日
白血球 （10^3/µL）	244.1	272.3	206.3	166.1	194.6	196.8
CRP （mg/dL）	6.6	9.0	14.4	15.3	13.4	15.1
TP （g/dL）	7.1	6	6.1	6.3	6.2	6.5
ALB （g/dL）	2.5	2.2	2	2.2	2.5	2.4
IP （mg/dL）	3.8	3	2.7	2.2	2.9	2.5
Na （mEq/L）	136	137	139	136	137	139
K （mEq/L）	3.9	2.8	3.8	3.9	4.3	3.8
Mg （mEq/L）	1.8	1.9	1.9	1.8	2	1.9

エネルギー量（kcal）

必要量	1599
摂取量	1500

握力

	右	左
測定値（kg）	12.4	8.8

心機能

左室駆出率（%）	60
下大静脈径（mm）	20

図2-34 理学療法評価の内容と結果

表2-2	姿勢変化および動作による生体応答の変化						
	背臥位	右側臥位	左側臥位	G-up 60度	端座位	立位	歩行
SpO$_2$（%）	98	93	96	93	93	88	※85
血圧 (mmHg)	117/79	110/80	114/82	113/82	125/85	138/87	144/94
心拍数 (拍/分)	110	110	110	110	120	120	120～140
呼吸数 (回/分)	20	19	21	25	25～30	28～30	28～30
呼吸様式	胸腹式	胸腹式	胸腹式	胸式	胸式	胸式	胸式
呼気抵抗	－	－	－	＋	＋	＋	＋
腹筋群動員	－	－	－	＋＋	＋＋	＋＋	＋＋
斜角筋グレード	3	3	3	3	2	2	2
呼吸音	両側下肺野捻髪音	両側下肺野捻髪音	両側下肺野捻髪音	両側下肺野捻髪音 右下肺野↑	両側下肺野捻髪音 右下肺野↑	両側下肺野捻髪音 右下肺野↑	両側下肺野捻髪音 右下肺野↑
Borg scale (胸部)	11	11	11	12	12	14	14
Borg scale (下肢)	11	11	11	11	11	11	12

※歩行評価は酸素2.0L投与下で実施

❻ 統合と解釈

　本症例は重度の COPD，糖尿病を既往にもつ細菌性肺炎の入院患者です．入院時の喫煙状況（ブリンクマン指数 2,160）や血糖コントロール状態（HbA1c 11.6%），さらには医療機関への入院拒否や歯科への通院拒否など，自身の健康に対するコンプライアンスが不良でした．キーパーソンの妻による支援を受けることで，自宅内の身のまわり動作は自立していましたが，自宅内の軽い労作でも息切れが生じていました．さらに食事場面では，食塊の形成や飲み込み時の嚥下時無呼吸でさえも息切れが生じるようになり，次第に食事摂取の不良に伴う低栄養状態になり，サルコペニアやフレイル（CFS 7）に陥っていたと推察します．第 6 病日における医学的治療は，肺炎に対する抗菌薬と酸素療法，そして栄養療法が行われていました．しかし，肺炎に起因した炎症反応はピークアウトせず，肺炎の感染源のコントロールが遷延し，それに加えて COPD に対する薬剤コントロールの不良により，労作時の呼気延長や喘鳴が顕著にみられました．

活動制限と機能障害の関連性

　第 6 病日において，端座位の耐久性，立位および歩行の安全性と耐久性が著しく低下してい

ました．特に，ベッド上での側臥位や背臥位などの体位変換やG-up座位，端座位の抗重力位への姿勢変換に伴うSpO$_2$の変動がみられ，さらには下肢筋活動が要求される立位や歩行動作における身体活動が制限されていました．

姿勢変換によるSpO$_2$の低下（機能障害を特定するための条件課題）

病的肺が関与する右側臥位およびG-up座位において，酸素飽和度（SpO$_2$）の低下が確認されました．右側臥位では呼吸様式に目立った変化は認められませんでしたが，G-up座位に移行した後，呼吸数が増加し，呼吸補助筋の活動も顕著に高まりました．通常，姿勢変化に伴い重力の影響を受け，下側肺では血流が多くなります．病的肺では換気能力が低下しているため，下側になる姿勢で血流が換気量を上回り，換気血流比が不均衡になり，これがSpO$_2$低下の一因となります．

本症例は，画像所見で右中葉～下葉および左下葉に肺炎像を認め，同部位で捻髪音が聴取されたことから，病的肺での換気血流比不均衡の可能性が高く示されています．さらに，端座位ではCOPD特有のフーバー徴候が出現しましたが，肺炎による換気血流比不均衡では生じにくい呼吸様式であり，模擬的な努力呼気容量をティッシュや吹き戻し笛を用いて評価した結果，一秒量の低下が示唆されました．このことから，端座位でのSpO$_2$の低下にはCOPDの影響を強く受けている可能性を示しています．労作時の一秒量の低下は，動的過膨張と1回換気量の低下を引き起こし，これが頻呼吸と呼吸補助筋群の過活動につながっています．一方，自覚的負荷が顕著に変わらなかったことから，COPDによる慢性的な自覚的負荷の閾値が高く適応されている可能性が示されました．

動作によるSpO$_2$の低下（機能障害を特定するための条件課題）

ヒトの生体反応は，身体運動に伴うエネルギー消費に対して心肺機能が応答し，体内の酸素濃度を維持しようとします．

本症例は，立位や歩行のような下肢筋活動を伴う身体運動において，SpO$_2$は顕著に低下しました．立位時には，安静時の酸素供給条件である1Lの酸素供給下でSpO$_2$が88％まで低下しました．そこで酸素供給条件を2Lに増量したところ，呼吸様式や自覚的負荷の変化はなくSpO$_2$は維持されました．このように酸素流量を増加することで動脈血の酸素量が増加したこの生体応答は，呼吸不全の原因が肺内シャントの場合には生じないことです．したがって本症例の呼吸不全の原因は，肺胞低換気，換気血流比不均衡，または拡散障害であると考えられます．聴診において，立位や歩行といった活動量増加に応じて呼吸音の増加を伴わずに捻髪音が聴取され，立位時の呼吸様式の変化がないことから，本症例においては痰などの貯留による拡散障害が呼吸不全の主な病態と考えられました．

しかし，2Lの酸素投与下でも下肢筋活動が要求される歩行動作では，SpO$_2$の低下と自覚的負荷の上昇，さらには心拍数の上昇がみられたことから，歩行時には骨格筋への酸素供給が増えるための心肺応答と推察できます．

❼ 目標設定と問題点の抽出 (図2-35)

　リハビリテーション以外の時間は臥床状態が続いており，廃用症候群や二次的な無気肺のリスクが高い状態です．そのため可及的速やかに抗重力位でのバイタルサインの安定化を図り，ポータブルトイレでの排泄や日中の端座位での活動増加につなげることが，リハビリテーションの短期目標となります．本症例において背臥位から端座位への姿勢変換時のSpO_2の低下は，下葉区域の肺炎によって含気が減少したこと，そして COPD による換気障害が混合した病態が影響しています．呼吸不全で端座位が難しい症例に対して離床を促す場合には，床上での活動の担保や，看護師と協力して適宜体位ドレナージを行うように他職種と連携します．さらに，サルコペニアや摂食嚥下の機能低下があるため，今後の栄養を考慮した食事や食形態の選定，禁煙や運動習慣の指導など，総合的な生活指導を入院中に行う必要があります．また，在宅酸素療法（Home oxygen therapy：HOT）の導入も考慮し，多職種的なアプローチを行うことが重要です．

❽ 治療介入と治療プログラム (図2-36)

　第6病日時点では，端座位や立位などの抗重力位におけるSpO_2の低下が著明であり，積極的な離床や抗重力位での運動を進めることができません．そのため，治療介入の初期段階では，床上で行える範囲で頚部の呼吸補助筋群に対するストレッチや胸郭可動域練習，体位ドレナージやスクイージングを用いた排痰介助を行います．特に，痰貯留の部位を聴診や触診などの理学所見をもとに同定し，痰を排出するために有効な体位の決定と，その状態での深呼吸や口すぼめ呼吸，咳嗽力の低下が著しい場合には排痰補助装置（カフアシスト）を導入することも治療の手段として検討します．次第に，全身状態の変化に合わせてコンディショニングと運動療法の割合を変更し，段階的に運動強度の増加や離床時間を拡大します．通常，全身持久力トレーニングを中心とした運動療法のエビデンスが多く，低負荷の運動を20分以上行うことが推奨されていますが，本症例は長時間の離床は困難な状態です．そのため，背臥位で行えるペダリングやレジスタンストレーニングを行い，離床に耐えうる全身状態になるタイミングで運動療法の割合を増加していきます．リハビリテーション以外の時間の過ごし方も重要であるため，看護師と協働しながら体位ドレナージや車椅子座位時間の確保などを共有することも大切になります．

　運動療法の注意点は，低酸素血症や二次的な無気肺，特に運動中の心肺機能の変化をリアルタイムで評価する必要があります．本症例では，運動に伴うSpO_2の低下の発生前に，頚部呼吸補助筋群や腹筋群の過活動が生じやすく，運動強度が過負荷になると頻脈が生じやすくなります．一方，自覚症状は呼吸困難感の閾値が高いため，運動負荷徴候の参考にはなりにくいため，他覚所見を総合的に捉える必要があります．また，酸素投与量が多くなることにより，意識障害，自発呼吸の減弱，頭痛などのCO_2ナルコーシスの初期症状の出現に注意が必要です．

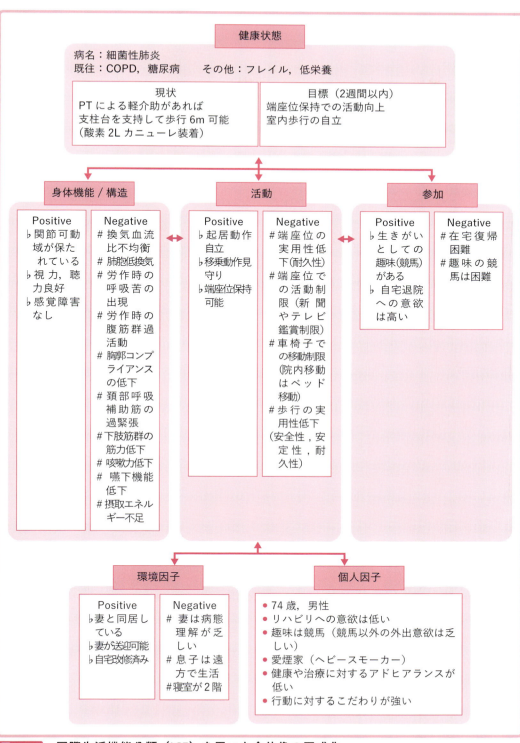

図2-35 国際生活機能分類（ICF）を用いた全体像の図式化

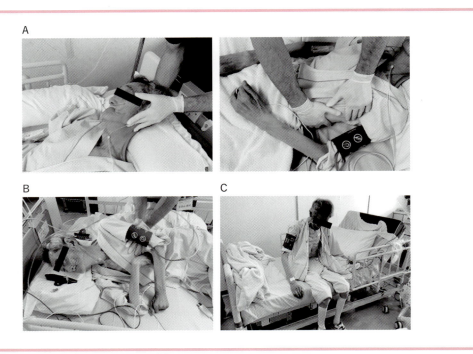

図2-36　理学療法プログラムの一例

運動療法を行う際のコンディショニングの一例を示します．
A：胸郭の硬さ（コンプライアンス）の低下を防ぐため，頸部や肋間のストレッチを行います．
B：気道分泌物がある場合，排痰に有効な体位でのスクイージングを行います．
C：抗重力位での端座位の保持時間を確保します．

参考文献

1) 石川 朗, 他編. 15レクチャーシリーズ 理学療法テキスト 内部障害理学療法学 呼吸. 中山書店, 2010. pp. 42-43
2) 日本呼吸器学会COPDガイドライン第6版作成委員会, 編. COPD（慢性閉塞性肺疾患）診断と治療のためのガイドライン 第6版. メディカルレビュー社, 2022.
3) Agustí A, et al. Global Initiative for Chronic Obstructive Lung Disease 2023 Report: GOLD Executive Summary. Eur Respir J. 2023; 61: 2300239.
4) 日本糖尿病学会. 糖尿病診療ガイドライン2019. 南江堂, 2019. p. 21.
5) 小澤瀞司, 他監. 本間研一, 他編. 標準生理学 第8版. 医学書院, 2014. p. 711.
6) 丸山仁司, 他. 内部障害編 考える理学療法 評価から治療手技の選択. 文光堂, 2008. pp. 60-61.
7) 泉野浩生, 編. 栄養療法がわかる！できる！レジデントノートVol. 17. No17（増刊）. 羊土社, 2016. pp. 95-97.

2. 心不全

(峯 諒介，宮本誠一郎)

① 症例の情報提示

【年齢】76 歳　【性別】女性

【身長】160.0 cm　　【入院時体重】52.5 kg　　【BMI】20.5

【診断名】慢性心不全急性増悪

【現病歴】

　XX 年 3 月に完全房室ブロックと急性心不全により，当院で心不全治療およびペースメーカー植込み術を行い，自宅生活されていました．同年 10 月，感冒症状を契機に呼吸困難感を自覚し，当院へ救急搬送されました．冠動脈造影検査の結果，急性冠症候群は否定されましたが，左回旋枝の慢性完全閉塞，右冠動脈，左前下行枝に有意狭窄を認めました．現在，第 6 病日目です．

【既往歴】慢性心不全，慢性腎臓病（人工透析），完全房室ブロック（ペースメーカー植込み術），右鎖骨骨折（プレート挿入術，10 年前）

【入院前の活動状況】

　独歩での移動が可能で，身のまわり動作もすべて自立していました．キーパーソンである長男と 2 人家族ですが，長男は仕事で不在が多く，当人が家事全般を担っていました．買い物は長男と一緒に行き，買い物中はカートを押して歩行されていました．週 3 日の人工透析をされており，病院の手配した車で送迎されていました．徒歩 5 分の距離の図書館まで散歩に行くことが趣味でしたが，道中の階段昇降や坂道歩行では，息切れや呼吸困難感を自覚していました．

【現在の活動状況】

　入院時，高血圧や肺うっ血の所見を認め，非侵襲的陽圧管理（non-invasive positive pressure ventilation：NPPV）を用いた呼吸管理，薬物療法，持続的血液ろ過透析（continuous hemodiafiltration：CHDF）が開始され，集中治療管理となりました．

　第 2 病日，運動負荷の低い運動から開始し，段階的に運動負荷量を漸増する心臓リハビリテーションプロトコルに従い，理学療法を開始しました．

　第 5 病日には，全身状態が安定したため，集中治療室から一般病棟へ転床し，歩行動作を評価しました．ベッドから室内トイレまでの移動（約 5 m）では，運動負荷に対する生体の過大負荷の徴候は見られず，自立した歩行が可能でした．しかし，病棟内の歩行では，約 150 m（約 3 分）歩くと，下肢疲労感（Borg scale 14）や頸静脈の拍動の出現，四肢末端の冷感（末梢冷感）を認めました．そのため，病棟内での活動範囲は病室内に限定し，病室外への移動は看護

師または理学療法士の監視下で行うことに制限されました．

2 疾患の病態を理解

心不全とは，心機能障害が起こり，心ポンプ機能が低下することで呼吸困難や倦怠感，浮腫などの症状が出現し，運動耐容能も低下する症候群です．診断には，身体所見や心電図，胸部レントゲン，自覚症状，さらには既往歴や家族歴も考慮され，総合的に診断されます．

心臓の主な機能である心腔内への血液の充填と駆出が障害された状態が心不全であり，その発生要因は心外膜や心筋，心内膜疾患，弁膜症，冠動脈疾患，大動脈疾患，不整脈，内分泌異常など多岐にわたります[1]．

本症例の場合，心不全，ペースメーカー植込み術の既往歴があり，心機能の低下（左房拡大，左室拡大，左室駆出率の低下）に対する服薬管理をされていました．また，冠動脈の閉塞や狭窄に伴う心尖部の壁運動異常が，心機能のさらなる低下を引き起こしたと考えられます（図2-37）．

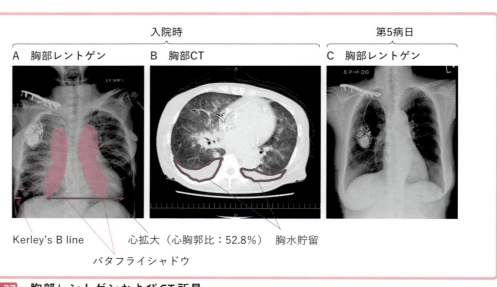

図2-37 胸部レントゲンおよびCT所見

入院時のレントゲンでは，右下葉にKerley'B line，肺門部を中心にバタフライシャドウ，心拡大が確認され，CT所見では両側の胸水貯留を認めています．第5病日にはうっ血所見は改善し，心胸郭比は52.8％から43.8％に減少し，心拡大の改善を認めました．

急性・慢性心不全診療ガイドラインに示されている初期対応における臨床分類では，収縮期血圧に注目したクリニカルシナリオ（CS）による分類が提示されています（表2-3）．本症例は，来院時，収縮期血圧170 mmHg台と高値を示しており，クリニカルシナリオ分類でCS1に分類されます．CS1では，体液貯留よりも肺うっ血がメインであることが多く，本症例の胸部レントゲンにおいても肺うっ血，肺水腫の所見を示しており，非侵襲的陽圧呼吸管理（non-invasive positive pressure ventilation：NPPV）や硝酸薬（冠動脈血管の拡張作用）の投与が

開始となりました．血液検査では，BNP（脳性ナトリウム利尿ペプチド）の上昇が確認され，心室壁の伸展や圧上昇が生じている可能性を示しています．また，心エコー検査では，左室駆出率（ejection fraction：EF）が40％で中等度の収縮能の低下を認め，1回拍出量の低下に影響していると考えられます．また，労作時の息切れは，肺うっ血や肺水腫，胸水に伴う中枢側の問題と貧血に伴う酸素運搬の弊害が影響していると考えます[2]．

表2-3 急性心不全に対する初期対応におけるCS分類

	CS分類				
分類	CS1	CS2	CS3	CS4	CS5
主病態	肺水腫	全身性浮腫	低灌流	急性冠症候群	右心機能不全
収縮期血圧	> 140mmHg	100〜140mmHg	< 100mmHg	−	−
病態生理	・充満圧上昇による急性発症 ・血管性要因が関与 ・全身性浮腫は軽度 ・体液量が正常または低下している場合もある	・慢性の充満圧／静脈圧／肺動脈圧上昇による緩徐な発症 ・臓器障害／腎・肝障害／貧血／低アルブミン血症 ・肺水腫は軽度	・発症様式は急性あるいは緩徐 ・全身性浮腫／肺水腫は軽度 ・低血圧／ショックの有無により2つの病型あり	・急性心不全の症状・徴候 ・トロポニン単独の上昇ではCS4に分類しない	・発症様式は急性あるいは緩徐 ・肺水腫無し ・右室機能障害 ・全身的静脈うっ血徴候

心臓関連の各種検査結果

冠動脈造影検査（coronary angiography：CAG）

冠動脈造影検査は，手首や足の付け根からカテーテルと呼ばれる細い管を通して，心臓の血管，冠動脈の入り口まで挿入し，冠動脈を造影する検査です．冠動脈の狭窄性病変の存在の有無やその部位，そして狭窄の程度を冠動脈全体にわたって評価することができる検査法です．冠動脈の部位を識別するための番号が割り振られており（冠動脈のAHA分類），右冠動脈（RCA）は＃1〜4，左冠動脈主幹部（LMT）は＃5，左前下行枝は＃6〜10，左回旋枝は＃11〜15となっています．本症例の場合，右冠動脈（RCA）では，＃2領域で75％の狭窄，＃4AV領域で90％が狭窄していました．また，左前下行枝（LAD）では，＃7領域で90％狭窄，＃8領域で75％狭窄していました．さらに左回旋枝（LCX）では，＃11領域で90％狭窄，＃13領域で100％狭窄が確認されました．冠動脈の狭窄率は，75％以上であると有意狭窄と判定されることが一般的であり，冠動脈カテーテル治療が必要とされる狭窄を指します[3]．

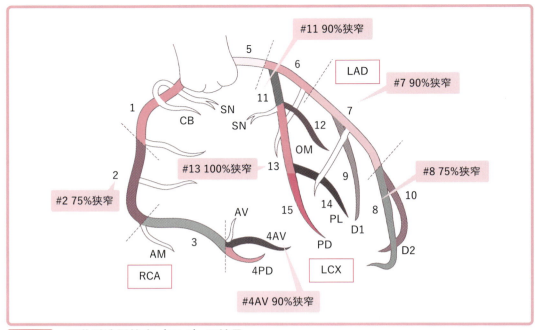

図2-38 冠動脈造影検査（CAG）の結果

心臓超音波検査（エコー）検査

　心エコー検査とは，高周波の超音波を利用して心臓や血管の形状，血流を観察する検査です．胸壁から心エコー装置を当て，心臓の大きさや壁の厚さ，動き，弁の状態，機能を画面上で確認し評価します．

　本症例の結果を 表2-4 に示します．本症例の場合，左房の大きさ（左房径），拡張期の左室の大きさ（左室拡張期末期径）ともに基準値を上回っており，容量負荷による心拡大を示しています．また，左室駆出率（EF）とは，1回の心拍で拍出される血液量を，拡張期における心臓の容積に対する比率で示す指標です．これは，心臓の収縮機能を評価するための重要な指標であり，通常は50％以上が正常とされています．本症例の場合，心尖部の無収縮の存在が確認され，左室収縮率（EF）が39％と低値で収縮能の低下を認めています．また，拡張能の指標であるE/e'（左心室に入ってくる血流の速度を僧帽弁の動く速度で割ったもの）は，通常15以上で拡張不全とされていますが，本症例は23.9と高値で拡張能の低下を認めました[4]．

表2-4	心エコーの結果		
	項目の説明	実測値	基準値
左房径（mm）	左房の大きさ	43	25 ～ 37
左室収縮末期径（mm）	収縮期の左室の大きさ	36	22 ～ 34
左室拡張末期径（mm）	拡張期の左室の大きさ	58	38 ～ 50
左室駆出率（%）	心室から排出される液体の体積の割合	39	55 以上
心拍出量（L/分）	1分間に心臓から送り出される血液量	3.8	5
E/e'	拡張能の指標	23.9	15 以下
弁膜症の有無	弁機能に異常を認めるか	（−）	
壁運動異常の有無	左室の壁運動が正常か	心尖部の無収縮	

服薬状況

　左室駆出率（EF）の低下した心不全においては，心拍出量や血圧低下に対する生体の代償機構により，レニン・アンジオテンシン・アルドステロン（RAA）系や交感神経が賦活化され，結果として心負荷が増大します．薬物治療の目標は，これらの神経体液性因子を抑制し，左室の構造や機能の変化（左室リモデリング）を防ぎ，予後を改善することです．

　本症例の場合，心負荷を軽減することを目的に降圧剤とβ遮断薬が処方されました．β遮断薬とは，βアドレナリン受容体にカテコラミンが結合するのを阻害し，心収縮力の抑制，心拍数を減少させることで心筋の酸素消費量を減少させます．左室駆出率（EF）が低下した心不全においては，β遮断薬は生命予後の改善が期待されるため，無症候であっても投与されることがあります[5]．本症例の場合は，うっ血症状は改善されましたが，腎機能低下も認めるため利尿薬も併用されました．

<処方例>
利尿薬：アゾセミド錠 60 mg，ラシックス錠 40 mg，フロセミド錠 40 mg
β遮断薬：アーチスト錠 2.5 mg，カルベジロール錠 2.5 mg
降圧剤：ミカロム配合錠 BP，アムロジピン OD 錠 5 mg，アダラート CR 錠剤 20 mg
テルミサルタン錠 40 mg，エンレスト錠剤 100 mg

併存疾患の病態についての解説

慢性腎臓病

　慢性腎臓病は，糸球体ろ過率（Glomerular Filtration Rate：GFR）で表される腎機能の持続的な低下，または腎臓の障害を示す診断所見が慢性的に存在する状態を総括します．

慢性腎臓病透析患者では，多くの合併症が認められます．具体的には，腎性貧血，特異的な低栄養（protein-energy wasting：PEW），骨格筋減少，筋力低下，骨格筋機能異常，運動耐用能低下，易疲労，活動量減少，そして生活の質（QOL）の低下などが挙げられます．

人工透析患者はしばしば潜在的な心不全状態であり，加えて貧血も併発しています．透析直前には心不全や高血圧，透析直後には起立性低血圧などを合併するため，積極的な運動が困難であるように思えるかもしれません．しかし，運動をしない透析患者の生命予後が悪く，低栄養や左室肥大と同程度に，運動不足が生命予後に影響を及ぼすと考えられています．そのため，腎不全患者に対しても積極的に運動することが推奨されています．透析患者への運動療法は，運動耐容能の改善，低栄養・炎症複合症候群の改善，タンパク質異化の抑制，QOL改善などの効果をもたらします[6]．

完全房室ブロックとそれに対するペースメーカー植込み術

本症例のXX年3月前回入院時の12誘導心電図を 図2-39，本症例のXX年10月今回入院時の12誘導心電図を 図2-40 に示します．完全房室ブロックは，刺激電導系の一部である房室結節が機能不全を起こし，心臓の電気活動が心室に伝わらなくなるために，高度の徐脈となります．心電図上では，P波とQRS波が完全に独立したリズムとなります[7]．

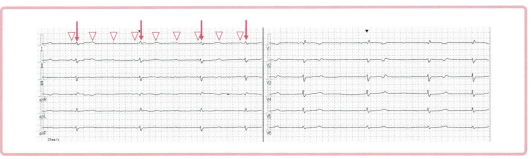

図2-39　XX年3月前回入院時の12誘導心電図
XX年3月の入院時の心電図では，完全房室ブロックを認めます．
▽P波，↓R波を示しています．特徴としては，P波とQRS波が1：1で対応せず，高度の徐脈を示しています．

本症例は，XX年3月に完全房室ブロックと診断され，ペースメーカー植込み術を施行されました．当時の心拍数は30台と極度の徐脈が確認されたため，ペースメーカーの設定は徐脈とならないように，80 ppm（DDDモード）となりました．しかし，今回の入院時に実施したデバイスチェックで自己伝導波を確認した結果，自己R波が確認されました．そのため，通常時には自己房室伝導波を優先するモードで作動しますが，房室ブロックが生じたときには心拍数が50 bpmを下回らないような設定に変更されました．その結果，心房と心室はともに自己波で動作し，房室ブロックが発生しない限り，自己の心拍に応答します．

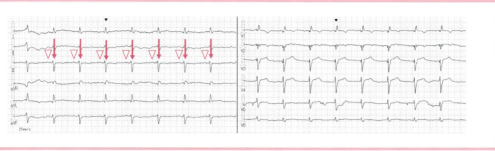

図2-40 XX年10月今回入院時の12誘導心電図

XX年10月の入院時の心電図では，正常洞調律を認め心拍数は70台です．
▽P波，↓R波を示しています．ペースメーカーによるスパイク波は認めません．

　ここで，本症例の情報収集から考えられる運動療法に際してのリスクマネジメントを以下に示します．

運動療法のリスクマネジメント

　身体運動には，酸素の取り込み能力が高いほど運動耐容能が高いとされています．この酸素の取り込み能力，すなわち最大酸素摂取量は，心臓，呼吸，血液，そして骨格筋の4つが主要な関連因子とされています．

　心臓の関連因子は，1回拍出量と心拍数の積で表される心拍出量であり，収縮能や前負荷，後負荷，不整脈，そして心拍応答などが関連します．

　呼吸の関連因子は，換気や酸素化の能力によって決定され，呼吸器疾患や肺水腫の有無が関連します．

　血液の関連因子は，酸素を運搬するヘモグロビンの量によって決定します．

　骨格筋の関連因子は，運搬されてきた酸素を活用する能力，すなわち酸素抽出能力であり，遅筋線維の発達や毛細血管密度などが関連します．これらの因子が自律神経の応答によって，運動強度に適応します[5]．

　健常者において，安静時には副交感神経が優位ですが，運動が始まると副交感神経が抑制され，運動強度の増加に伴って嫌気性代謝閾値（Anaerobic Threshold：AT）に近づくと交感神経が賦活します．それとは対照的に，慢性心不全患者の場合，代償機構として安静時でも交感神経の活性が高い状態であり，運動時に心拍数が適切に増加しない（変時性不全）という問題が生じ，心拍出量の増加が制限されることがあります．さらに，心拍出予備力の低下した心不全では，軽度な運動でも交感神経が過度に活性化し，血管の収縮反応が引き起こされる可能性があります[6]．また，運動後の頸静脈の拍動は，下大静脈の拡大，三尖弁圧較差の上昇などの前負荷の上昇の徴候です[7]．運動に伴い，前負荷や後負荷が増大しますが，それに応答するのが心筋の収縮能や拡張能です．収縮能が低下すると，後負荷増大に伴い十分な収縮力を発揮できず，1回拍出量が減少します[8]．また，拡張能が低下すると，左室の硬さ（stiffness）が増加し，左室が適切に拡張できなくなるため，血液が左房に流入します．これらの理由から

運動時には，1回拍出量が減少するとされています[9]．

次に，本症例の4つの因子における想定されるリスクを述べていきます．

心臓の関連因子

心臓因子において，EFの低下に伴う1回拍出量の低下があり，酸素需要の増大に対する心拍出量の増大が困難な可能性があります．運動時は静脈環流が増大することで心臓の前負荷が増大し，血管収縮に伴う末梢血管抵抗の増大，心臓の後負荷増大を生じるリスクがあります．運動時に前負荷増大の徴候として頚静脈の拍動，後負荷増大の徴候として末梢冷感，さらに，ともに関連するのが息切れ，SpO_2の低下，血圧上昇，心拍数の増加などの所見に注意します．また，冠動脈に有意狭窄があり，動作時に狭心痛を生じる可能性があり，標準12誘導心電図にて運動前後のST変化を評価します．

呼吸の関連因子

呼吸因子において，心不全に伴う肺水腫による換気障害や拡散障害が挙げられますが，第5病日においては改善傾向です．しかし，人工透析が必要な慢性腎不全であることから，体内の水分は容易に貯留傾向となり，心不全を増悪させるリスクを持ち合わせています．

血液の関連因子

血液因子において，慢性腎不全に伴う貧血が酸素運搬能力の低下させる要因となります．日々の血液検査値に注意を払い，易疲労性が常にあるという前提で運動を進めていきます．

骨格筋の関連因子

骨格筋因子において，入院前より慢性心不全があり骨格筋の萎縮を生じている可能性があります．特に，遅筋線維の萎縮は有酸素的代謝能力の低下をきたし，動作時息切れ，下肢疲労を生じる可能性があります．さらに，入院後の低活動状態は，廃用性筋力低下を生じている可能性があります．

以上のように最大酸素摂取量の因子は規定されますが，臨床上，心不全の症例において重要なことは，嫌気性代謝閾値（AT）に達する酸素摂取量を評価することです．心不全の症例では，ATを超えると交感神経が賦活し，カテコラミンの増加やアシドーシスによって不整脈の誘発や心不全の増悪を誘発してしまう危険性があります．しかし，最大酸素摂取量やATにおける酸素摂取量の測定は，心肺運動負荷試験（cardiopulmonary exercise testing：CPX）が必要であり，どこの施設でも行える状況ではありません．そのため，AT以下で運動が行えている指標として，Borg scaleが11～13（楽～ややきつい）に相当すること，息切れが起こらないか軽度であること，そして同一負荷に対して心拍数が上昇し続けることなく定常化していることなどを重要な指標として参照にすることができます．これらの要素を総合的に考慮することで，CPX装置が不足している環境でも適切な運動強度の評価が可能となります．

加えて，本症例の場合は，慢性腎不全における水分出納（飲水量や尿量など）の把握は非常

に重要ですが，尿量の推移の観察が困難です．そのため，**人工透析時の除水量や体重の推移，下腿浮腫，起座呼吸などのうっ血所見が出現しないかどうかをモニタリング**します．透析患者にリハビリテーションを実施する際には，介入方法を十分に検討します．透析日のリハビリテーション介入は多くの施設で透析後に介入します．しかし，透析後は除水により体水分量が減少した状態であり，疲労感や透析関連低血圧などにより，運動療法を実施することが困難な場合が多いです．本症例の場合は，心不全を罹患しているためより血圧低下や不整脈などのリスクが高いことが予想されます．

←症例の情報提示の解説動画はコチラ

③ 改善すべき基本動作の選定とその理由

　入院前の生活状況は，身のまわり動作が自立しており，家事全般を担っていました．透析日は週に3回で，その日は大抵自宅で過ごしていました．それでも非透析日には図書館へ散歩に行くことが楽しみで，退院後も継続したいという願望があります．そのため，長期的には屋外歩行の獲得が必要です．第2病日以降，心臓リハビリテーションプロトコルに従って運動負荷を漸増し，歩行器を使用した歩行練習まで可能となりました．しかし，第5病日に一般病棟へ転床した後，上肢支持なしの歩行として独歩での歩行動作を評価した結果，運動負荷の増加に伴う生体の負荷徴候（下肢疲労感，頸静脈の拍動の出現，四肢末端の冷感）を認め，上肢支持なしの歩行動作では安全性および耐久性の低下を認めました．そのため，自室内でのトイレ移動（約5m）は自立していますが，病院内の検査室やレントゲン撮影などの院内の移動手段は車椅子になり，売店への移動も困難でした．一方，上肢支持が可能である歩行器歩行では，運動後の生体の負荷徴候は認めず，歩行補助具の有無によって活動許容範囲が異なることが確認されました．したがって，退院後の生活や長期的な屋外歩行の獲得を見据え，さらには入院期間中の活動制限による廃用症候群の発生リスクを最小限に抑えるために，歩行補助具を使用しない独歩での移動能力を高めることが第5病日における改善すべき基本動作となります．

④ 基本動作の条件設定・分析

　上肢支持が可能な歩行器の有無によって生体における負荷徴候が異なり，それに伴って活動許容範囲が異なっています．そのため，歩行器使用の有無による動作様式および生体の負荷徴候の変化に着目して観察します．さらに，上肢支持をしない独歩において，歩行速度を調整することによる負荷徴候を観察し，どのような要素が生体の負荷徴候に影響を及ぼしているか分析し，歩行能力の実用性低下に与える機能障害を推定しました．

歩行器を使用した歩行

歩行器を使用した歩行評価において，原則では「できるだけ速く歩く」ことが条件ですが，まずは6分間の歩行が可能であるかを把握するために歩行速度を自由設定とした6分間歩行試験（至適速度）を実施しました．この試験での歩行距離は約300 mとなり，SpO_2の低下や呼吸数の増加，心拍数の増加などの生体の負荷徴候はみられませんでしたが，下肢の疲労感を感じるという報告がありました．歩行の動作観察では，右立脚相で骨盤左挙上を伴う体幹の右傾斜が生じていますが，同時期に右肩甲帯が挙上して歩行器に前腕で荷重を支持する様子が観察されます．

独歩

独歩による歩行評価でも歩行速度を自由設定とした6分間歩行試験を実施しました．約150 mの距離で下肢疲労感の訴え，頸静脈の拍動，末梢冷感を伴うSpO_2の低下が確認されたため約3分間で中断し，6分間歩行は達成できませんでした．

独歩の動作観察の特徴は，右立脚相で骨盤左挙上とそれに伴う体幹右傾斜が生じることに加え，右下肢の接地位置が歩行周期で異なることです．特に，右下肢の接地位置が前外側に接地する場合，骨盤左挙上および体幹右傾斜は過度にみられ，身体動揺が大きく生じています．このことから，歩行の安定性および安全性，そして耐久性が低下しており，独歩の実用性を低下させています．

独歩で歩行速度を減速させた条件

独歩では，6分間歩行が達成できませんでしたので，「できるだけ速く歩く」条件での歩行試験には行いませんでした．歩行速度を減速した条件で6分間歩行が遂行可能であるか，または至適速度で連続歩行ができた距離（約150 m）を減速した条件で歩行したときの生体の負荷徴候の出現を評価します．本症例では，負荷徴候の出現しない運動強度での移動手段の確保が優先されるため，同じ歩行距離（約150 m）を減速した条件で評価しました．4分間で約150 mを歩行した結果，歩行後の下肢疲労感の訴えは見られましたが，頸静脈の拍動や末梢冷感を伴うSpO_2の低下は認めませんでした．また，独歩の特徴であった歩行周期ごとの不安定な右下肢の接地位置は改善され，右立脚相の体幹右傾斜は軽減しました．

←歩行試験などの解説動画はコチラ

⑤ 検査結果と動作能力の照合

　身体機能評価および検査結果を**図2−41**に示します．Clinical Frailty Scale（CFS）**表1−35**では，身のまわり動作に要介護が必要な状態（スコア5）であることに加え，握力やパフォーマンステストの結果からも，フレイルの状態であることが示唆されます．MMTでは，局所的な筋力低下はなく，下肢の全体的な筋力低下を認めました．血液検査値や体重の推移，画像所見，体重の推移の結果，入院時に認めていた肺うっ血の所見の改善を認めました．

Short Physical Performance Battery・片脚立位・握力評価

バランステスト	2点（セミタンデム立位可能）
片脚立位	右 1.54sec 左 8.13sec
4 m 歩行テスト	3点 （4.88sec）
CS 5	3点 （11.88sec）
握力	右 16.4kg 左 14.4kg

徒手筋力検査（MMT）

関節	運動方向	右	左
股関節	屈曲	4	5
	伸展	4	5
	外転	4	5
膝関節	屈曲	5	5
	伸展	5	5
足関節	底屈	5	5
	背屈	5	5

Clinical Frailty Scale（臨床虚弱尺度）

スコア5（軽度のフレイル）

屋外活動や手段的ADL援助が必要

血液データ・体重の推移

	第1病日	第2病日	第3病日	第4病日	第5病日
白血球 （10^3/μL）	101.4	52.6	53.1	48.3	47.6
Hb（g/dL）	12.6	9.7	8.7	8.9	8.2
AST（IU/L）	43	36	39	29	17
ALT（IU/L）	43	31	23	23	10
BUN （mg/dL）	25.6	27.9	21.2	27.4	44.3
Cre （mg/dL）	3.22	3.22	2.63	3.25	4.93
推算GFR （mL/min/ 1.73m^2）	11.5	11.5	14.4	11.4	7.2
BNP（pg/ mL）	1557.8				
体重（kg）	52.5	50.1	50.1	49.7	49.3

心エコー検査

左房径（mm）	43
左室収縮末期径（mm）	36
左室拡張末期径（mm）	58
左室駆出率（％）	39
E/e'	23.9
弁膜症	（−）
壁運動	心尖部の無収縮

図2−41　理学療法評価の内容と結果

運動負荷に対する生体応答

第5病日の姿勢変化と生体反応について 表2-5 に示します．すべての条件で歩行後の過度な血圧低下や心拍数の上昇は認めませんでしたが，独歩では下肢疲労感を自覚しています．**自覚的負荷には，胸部の苦しさと下肢の疲労感を区別して把握するために，胸部と下肢に分けて Borg scale（表1-31）を聴取**することが臨床上望ましく，独歩では下肢疲労感が Borg scale 14 まで上昇しました．また，独歩の条件のみで頸静脈の拍動，末梢冷感の出現を認めていました．

表2-5　歩行の条件の違いによる生体反応の変化

	歩行器を使用した歩行		独歩		歩行速度を減速した独歩	
	歩行前	歩行後	歩行前	歩行後	歩行前	歩行後
SpO_2（%）	98	98	98	93	97	96
血圧（mmHg）	112/58	121/60	115/68	133/65	111/67	124/65
心拍数	76	82	78	94	80	84
呼吸数	16	18	16	20	16	18
頸静脈の拍動	（−）	（−）	（−）	（＋）	（−）	（−）
末梢冷感の助長	（−）	（−）	（−）	（＋）	（−）	（−）
Borg scale（胸部）	10	10	10	13	10	11
Borg scale（下肢）	11	13	11	14	11	13
歩行距離	約300m		約150m		約150m	
歩行時間	約6分間		約3分間		約4分間	

⑥ 統合と解釈

本症例は，慢性腎不全に関連した人工透析を週3回受けていた方で，感冒症状を契機に救急搬送された慢性心不全の急性増悪を発症した入院患者です．入院前の身のまわり動作はすべて自立し，家事全般を担い，運動習慣や内服薬の自己管理も可能でしたが，食事の塩分やカロリーの制限，血圧管理のセルフマネジメント能力には課題がありました．週3日の人工透析において，透析日は自宅内で過ごすことが多いものの，非透析日には徒歩5分の距離の図書館まで散歩に行くことが楽しみで，退院後も継続したい要望がありました．

今回，救急搬送後の精査の結果，左回旋枝の慢性完全閉塞，右冠動脈，左前下行枝に有意狭窄を含む慢性心不全の急性増悪でした．入院時，呼吸管理や薬剤コントロール，持続的血液ろ過透析（CHDF）が必要であり，集中治療室へ入室しました．第2病日より段階的に運動負荷量を漸増する心臓リハビリテーションプロトコルに従った理学療法が開始となりました．全身状態が安定した第5病日には，一般病棟へ転床し，病棟内の歩行評価を行ったところ，歩行補助具の使用の有無による生体の負荷徴候が異なっており，独歩での移動は病室内に限定されました．

活動制限と機能障害の関連性

第5病日の棟内における独歩の評価を実施した際，運動強度に対する過大負荷と推察される生体の負荷徴候を認め，院内ADLの狭小化を余儀なくされました．

異なる条件の歩行動作における生体の過大負荷徴候の出現とその理由（図2-42）

独歩の特徴は，右立脚相における骨盤左挙上に伴う体幹右傾斜による身体動揺が逸脱動作として出現することでした．歩行器の使用条件では歩行器に前腕で荷重を分散する様子，歩行速度の減速条件では右下肢の接地位置が安定し，右立脚相の過度な体幹傾斜が改善されました．両条件で逸脱動作の軽減とそれに対応する生体の負荷徴候の軽減が確認されました．これらの現象は，独歩での右立脚相における逸脱動作が運動負荷の過負荷に寄与している可能性を示唆しています．

独歩で観察された身体動揺の逸脱動作は，正常歩行よりも身体動揺を制動するための姿勢制御としての体幹筋群（特に左腰背筋群）の過活動，そして右下肢の接地位置が不安定になるため発生する地面反力のバラツキに対応した右下肢筋群の同時収縮が発生していることが推察されます．これらは動作時の筋活動量の増加（特に，速筋線維）に伴って酸素消費を増加させ，心肺応答が求められた結果，生体の負荷徴候が出現したと考えられます．歩行動作に伴い，筋のポンプ作用による静脈還流が増加するものの，拡張能の低下した硬い心室では，左室への血液の流入が困難となり，逆流が生じることがあります．この結果，頸静脈の拍動や1回拍出量の低下を引き起こし，交感神経が賦活して末梢の冷感を生じたと考えられます．また，本症例は，顕著な筋力低下を認めないものの股関節周囲筋群の左右差を認める程度である一方で，バランス機能の低下が抽出されています．バランス機能の低下は，入院前の活動範囲の狭小化とそれを助長する人工透析（3回/週）が影響し，フレイル状態に陥ったことが推察されます．

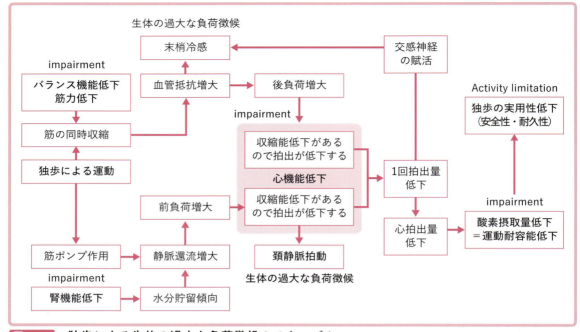

図2-42 独歩による生体の過大な負荷徴候のメカニズム

運動負荷に応じた心肺機能の適応

　運動負荷に応じた心肺機能の適応は，心臓では心拍出量（1回拍出量×心拍数）の増大，呼吸では分時換気量（1回換気量×呼吸回数）の増大が行われます．この心肺機能に影響する要因は，年齢，性別，健康状態，運動歴，遺伝的素因，基礎代謝率（BMR），最大酸素摂取量（VO_2max），および慢性疾患の有無など多様な要因に依存します．通常，運動強度の増加に対して，心拍数が増加しない，血圧が上昇しない，もしくは低下する場合は心機能が適応できていない可能性があります．そのため，運動強度の変化と生体応答の把握は，重要な観察ポイントです．特に，内部障害の疾患において，過度な運動負荷は，交感神経が活性化してストレスホルモンであるカテコラミンが増加するなどにより，体内を酸性に傾けるアシドーシスが不整脈や心不全の増悪を誘発しやすくなります．そのため，嫌気性代謝閾値（AT）に到達しない範囲の有酸素運動が安全な運動強度として推奨されます．

　ただし，β遮断薬の作用により，運動負荷に応じた心拍数の増加が発生しない可能性がある点には注意が必要です．また，ペースメーカー留置のため，モード設定の把握と心拍数に対する自己脈の寄与の理解が必要です．本症例の心拍数は，薬剤の影響およびペースメーカーへの依存は少なく，運動負荷に応じた評価が可能です．一方，人工透析を導入しているため，体重やドライウエイト（透析時基本体重）との乖離，除水量，尿量，胸部レントゲンのうっ血所見，そして浮腫の観測は，心負荷への影響を考えるうえで重要です．その点，早期からの持続的血液ろ過透析（CHDF）の導入により，適正体重を維持し，心不全の増悪する所見は見られませんでした．

本症例の歩行条件の生体応答（**表2-6**）において，血圧，心拍数，Borg scale の変化を観察すると，運動強度に応じて心肺応答とその程度の変化が確認できます．独歩では，血圧や心拍数の逸脱する上昇や息切れがみられず，Borg scale も胸部 13 であり，嫌気性代謝閾値（AT）相当もしくはその手前であると考えられます．しかし，生体の過大負荷の徴候として，頸静脈の拍動は前負荷の増加，末梢冷感の出現は後負荷の増加が生じている状態と推察されます．したがって独歩を移動手段としたとき，現段階での運動強度として過負荷であると判断することができます．

7 目標設定と問題点の抽出 （図2-43）

　第5病日において，独歩では運動負荷に対する生体の負荷徴候がみられるため，室内の活動範囲に限られていることから1日の活動量は少なく，廃用症候群の進行のリスクが高い状態です．バイタルサインの安定化が得られやすい歩行器を使用した歩行を獲得し，安全な活動範囲の拡大を短期目標とします．独歩での心不全徴候の出現は，心機能低下と廃用性の筋力低下による混合した病態が影響しているため，医学的治療とその方法と経過，そしてバイタルサインの変化に注意して離床を進めることが重要です．具体的には，本症例は週3日の維持透析が必要です．そのため，透析後は疲労感の訴えが強いため，ベッド上でのコンディショニング中心に実施し，非透析日にバイタルサインに注意しながら離床を進めることが重要です．

　長期目標においては，もともと自宅で生活されていたため，自宅復帰を目指しますが，未治療の冠動脈狭窄を認めています．そのため，残存病変に対する治療が終了するまでは，退院後の生活において運動負荷量の制限が必要です．また，食事においても後負荷増大を助長するような，塩分の過剰摂取や体重増加は予防することが重要です．

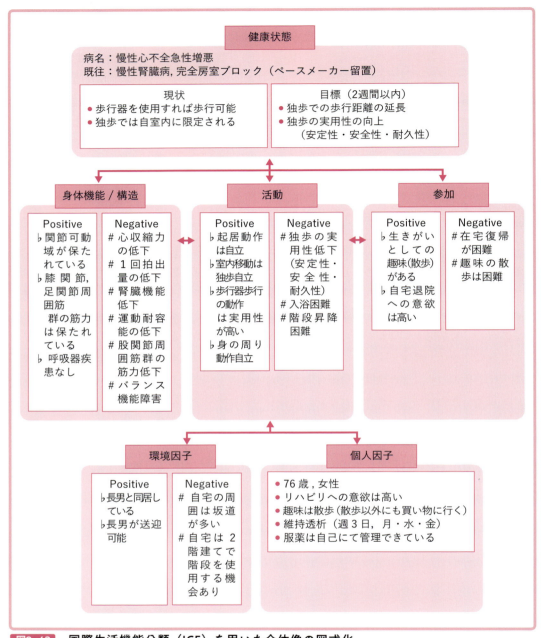

図2-43 国際生活機能分類（ICF）を用いた全体像の図式化

8 治療介入と治療プログラム

　第5病日では，独歩において心不全徴候認めており，独歩での歩行距離延長は困難です．そのため，治療介入で非透析日には，歩行器を使用した歩行練習や歩行速度を減速した独歩を中

心に実施し，透析日にはベッド上で行えるストレッチや下肢筋群に対するレジスタンストレーニングを中心に実施します．また，フレイルやそれに付随するバランス機能の低下を認めているため，個別的なレジスタンストレーニングに加えて，バランス練習も合わせて実施しました．前後への重心移動練習は，股関節戦略を優位に使う傾向があったため，足関節戦略を意識するような指導や介助下での重心移動を補助しました．また，左右の重心移動練習は，壁を用いて恐怖心を軽減し，重心移動側の体幹が伸展するような課題を与えて指導しました．持久力トレーニングは，自転車エルゴメーターを用いて嫌気性代謝閾値（AT）以下の運動強度になるよう設定し，その他の他覚的所見にも着目しながら持続時間を徐々に延長しました（図2-44）．

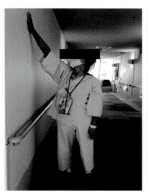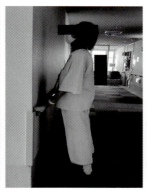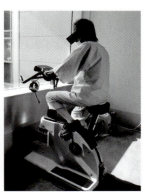

図2-44 理学療法プログラムの一例

参考文献

1) 日本循環器学会，他．急性・慢性心不全診療ガイドライン（2017年改訂版）．2017: 10-15.
2) 日本循環器学会，他．急性・慢性心不全診療ガイドライン（2017年改訂版）．2017: 75.
3) 日本循環器学会，他．慢性冠動脈疾患診断ガイドライン（2018年改訂版）．2019: 72-75.
4) 岩倉克臣．そうだったのか！ 絶対わかる心エコー 見てイメージできる判読・計測・評価のコツ．羊土社，2012. pp. 42, 68.
5) 筒井裕之，編．ザ・ベーシックメソッド 心不全 薬物治療．メジカルビュー社，2021. pp. 46-52.
6) 上月正博．新編 内部障害のリハビリテーション 第2版．医歯薬出版，2017. pp. 195-238.
7) 日本不整脈心電学会．実力心電図ー「読める」のその先へー〈改訂版〉．日本不整脈心電学会，2022. pp. 176-177.
8) 田平一行．内部障害における理学療法の基礎理論．理学療法学．2007; 41: 193-198
9) 山田純生．理学療法 MOOK 12 循環器疾患のリハビリテーション．三輪書店，2005. pp. 142-151.
10) Kasai K, et al. Response of jugular venous pressure to exercise in patients with heart failure and its prognostic usefulness, Am J Cardiol. 2020; 125: 1524-1528.
11) 大西勝也．カテーテル時代に知っておきたい新しい心血行動態入門．メディカ出版，2014. pp. 106-107, 154-155.

第 **4** 節

生活期リハビリテーション

（今岡真和）

1. アルツハイマー型認知症

❶ 症例の情報提示

【年齢】86 歳　【性別】女性

【身長】156cm　【体重】56kg　【BMI】23.0

【診断名】アルツハイマー型認知症（5 年前）

【要介護度】要支援 2

【服薬状況】アリセプト，アムロジピン

【現病歴】15 年前に夫と死別してから，長女夫婦と同居していた．同じ食べ物を毎回買い置きするようになり，部屋が汚い状況が続いたためキーパーソンの長女がかかりつけ医に連れて行き，81 歳のときにアルツハイマー型認知症と診断されました．

【既往歴】高血圧，骨粗鬆症，サルコペニア

【生活状況】

　現在も，長女夫婦の持ち家に同居しています．生活面で大きく困っていることはありませんが，86 歳という年齢から体力低下を予防する目的で，週 2 回の通所リハビリテーションに通っています．その他の日は自宅近くを散歩したり自宅でテレビを見たりして過ごしています．基本的な ADL は自立していますが，日課や当日のサービス利用などについては忘れているため，その都度声をかけるなどサポートが必要です．BPSD（Behavioraland Psychological Symptoms of Dementia：行動・心理症状）は特になく，穏やかに過ごされています．

❷ 疾患の病態把握

疾患の病態を解説

　アルツハイマー型認知症は，緩徐進行性の記憶と学習の障害が典型的な特徴です．病理学的に神経原線維変化とアミロイドの 2 つの変化を特徴とする大脳皮質，海馬，前脳底部で神

経細胞死，シナプス減少，アセチルコリン低下が起こり認知症を発症します[1]．

　特徴的な症状は海馬・側頭葉内側面の障害による物忘れと記銘力障害，語健忘，視空間性障害，失行，側頭葉の障害による意味記憶障害，前頭葉障害による病識・自発性低下があります[1]．アルツハイマー型認知症の記憶障害を捉えるには，遅延再生課題が最も鋭敏とされます．ヒントが与えられたとしても正解が出にくいという特徴があります[2]．記憶障害に続いて見当識障害や遂行機能障害などが起こり，日常生活に支障が生じます．見当識障害では時間がわかりにくくなり，場所の把握が難しくなり，最終的に身近な人もわからないというように症状が進行します．理学療法士が臨床で認知機能を評価するときには，改定長谷川式知能評価スケール（Hasegawa's Dementia Scale-Revised：HDS-R）（表1-18），Mini-Mental State Examination（MMSE），Japanese version of Montreal Cognitive Assessment（MoCA-J）があります．HDS-R は 30 点満点で 21/20 点でカットオフ値をとります．20 点以下の場合に認知症の疑いとなります．MMSE は合計点数が HDS-R と同様に 30 点ですが，24/23 点でカットオフ値をとります．MoCA-J は認知症の疑いを判定する評価ではなく，軽度認知機能障害（Mild Cognitive Impairment：MCI）を判定するツールです．30 点満点で 26/25 点でカットオフ値を取ります．なお，医師がアルツハイマー型認知症認知症を診断する場合は「Diagnostic and Statistical Manual of Mental Disorders-5（DSM-5）」という基準を使用します．

　アルツハイマー型認知症をはじめとする認知症では，記憶機能が低下する中核症状と暴言・暴力などを行ってしまう BPSD（周辺症状）があります（表2-6）．さらに，アパシー（無気力・無関心）は 30〜80％の患者で出現する最も頻度の高い症状です[3,4]．

表2-6　BPSD の主要な症状一覧

行動症状	心理症状
●暴力	●抑うつ
●暴言	●不安
●徘徊	●幻覚
●拒絶	●妄想
●不潔行為　など	●睡眠障害　など

　薬物的な治療としては，ドネペジル（製品名：アリセプト®）など数剤があります．これまでの研究で軽度認知機能障害[※1]を有する人では，1 年間のドネペジル投与により海馬の萎縮の進行を 45％抑制したとされます[5]．ただし，軽度のアルツハイマー型認知症患者へのドネペジル投与は，海馬萎縮の進行に有効性はなかったという報告もあります[6]．そのため，現時点ではゴールドスタンダードな薬物療法は確立されていないのが現状です．

1　軽度認知機能障害（Mild Cognitive Impairment：MCI）：MCI は認知症ではないが，認知機能の一部に低下がみられる状態．この MCI は可逆性があり，早期発見が有効とされている．厚生労働省では 5 つの視点から定義を作成している．①年齢や教育レベルの影響のみでは説明できない記憶障害が存在する．②本人または家族による物忘れの訴えが有る．③全般的な認知機能は正常の範囲である．④日常生活動作は自立している．⑤認知症ではない．

薬物療法以外に非薬物療法を併用していくことで，症状進行を抑制させることが期待されています．非薬物療法には音楽療法，回想法，光療法，認知トレーニング，運動療法などがあります．特にリハビリテーション職種が関わる運動療法はアルツハイマー型認知症者における身体機能低下やADL低下を軽減させます[7]．その他の非薬物療法では研究の質や研究の異質性の問題があり，エビデンスレベルは高くないことから，今後の報告が期待されています．

既往歴の病態を解説

骨粗鬆症は，「低骨量と骨組織の微細構造の異常を特徴とし，骨の脆弱性が増大し，骨折の危険性が増大する疾患である」[8]とされます．そのため，骨粗鬆症は疾患であり骨折は結果として生じる合併症の一つとして認識されています．有病率は国内で概ね1,280万人と推計されています．推計の男女別の内訳は男性380万人，女性980万人とされ加齢とともに骨粗鬆症有病率は増加することが報告されています[9]．

骨粗鬆症の発症メカニズムは，様々な内的・外的要因によって生じます．例えば骨密度を維持するためには，各骨のリモデリングされる箇所における骨吸収と骨形成の量は等しくなければいけません．このバランスが崩れ石灰化に必要なカルシウムやビタミンDの欠乏があれば骨密度低下につながります[10]．また，反対に骨吸収が異常に活性化して，吸収された骨量を骨形成でカバーできないと骨密度は低下します．そのため，骨の吸収と形成という骨リモデリング過程で重要なエストロゲン，カルシウム，ビタミンD，ビタミンKなどが不足しないことも重要です．加えて，筋力低下や不活動も骨に力学的負荷がかからないことから骨量が減少するので，骨量維持には定期的な運動が推奨されます[8]（図2-45）．

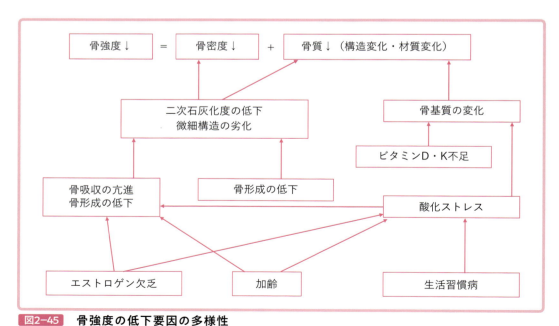

図2-45 骨強度の低下要因の多様性
（骨粗鬆症の予防と治療ガイドライン作成委員会，編．骨粗鬆症の予防と治療ガイドラインより筆者作成）

既往歴の病態を解説

　サルコペニアとは，骨格筋量の減少と筋力もしくは身体機能の低下がある状態とされています．骨格筋量は人種により差が大きいことから，2019年にはアジア圏の人を対象としたサルコペニア定義が発表されました（図2-46）[11]．サルコペニアの有病率は日本国内の地域在住高齢者で7.5〜8.2％と報告[12,13]されており，施設入所者や入院患者を対象とした調査では有病率が78％にものぼるとされています[14]．

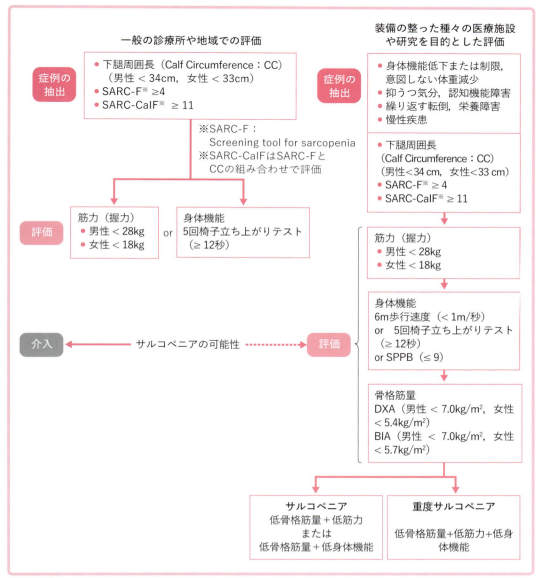

図2-46　サルコペニア診断基準
（Chen LK, et al. Asian Working Group for Sarcopenia: 2019 Consensus Update on Sarcopenia Diagnosis and Treatment. J Am Med Dir Assoc. 2020; 21: 300-307.e2 およびhttp://jssf.umin.jp/pdf/revision_20191111.pdf より作成）

←筋量計測時のポイント1の解説動画はコチラ

←筋量計測時のポイント2の解説動画はコチラ

←2ステップテスト測定動画はコチラ

　サルコペニアの要因や危険因子は多岐にわたるとされ，加齢に伴う1次性サルコペニア，その他疾患や不活発なライフスタイルなどが要因となる2次性サルコペニアがあります．サルコペニアは，単に骨格筋量や身体機能が低下しているだけではなく，日常生活中の転倒[15]，骨脆弱性[16]のリスクが高まり，早期に発見して運動や栄養による非薬物療法の介入が重要とされています．ただし，ゴールデンスタンダードな介入方法は確立されていません．加えて，近年ではサルコペニア有病によりフレイル[※2]リスクが高まることが報告[17]されていることから，効果的な介入方法の開発が待たれています．

運動療法を実施する場合における転倒リスクの評価

　高齢期における転倒発生率は，年間で地域在住高齢者では30％，病院や施設では20〜50％です．この転倒発生率は加齢の影響を受け，65歳以上全体の高齢者は年間で28〜35％に対して，70歳以上に絞ると32〜42％へ増加します．ここで整理する必要があるポイントは，すべての転倒で骨折が生じるというわけではなく転倒による骨折の発生率は4〜8％と10数回の転倒で1回骨折が発生するという点です．複合的に身体機能や環境面を配慮して転倒を予防するという視点が重要です．

　地域に住む高齢者の転倒評価については身体機能，精神活動，生活行動，生活環境，既往歴などの視点から多くの評価方法があります（表2-7）．国内で開発された代表的なものは転倒スコア（Fall Risk Index-21：FRI-21）（表2-8-1）や短縮版5項目のFall Risk Index（FRI）（表2-9-2）があります[18]．FRIは6点をカットオフとして感度0.68，特異度0.70と22項目のFRI-21と同程度の転倒リスク検出能力があります．また，FRI-21ではスコアが高い者ほど，その後の転倒が複数回見られます．

2　フレイル：健康な状態と要介護状態の中間に位置し，①体重減少，②倦怠感（疲れやすさ），③活動性低下，④筋力低下，⑤歩行速度低下の5つの徴候のうち3つ以上に該当する場合を「フレイル」と分類する．また，1〜2項目に該当する場合を「プレフレイル」と分類する．近年では，身体的フレイルの他に，社会的フレイル，精神・心理的フレイル，認知的フレイル，オーラルフレイルなど様々なフレイル概念が提唱されている．

表2-7 易転倒性評価の分類

評価方法	種類	測定方法	測定項目数	特殊器具
質問から運動機能を推測する	疫学研究または外来患者	Fall Efficacy Scale	10	
		STRATIFY	5	
		鳥羽スコア	22 (5)	
		FEMBAF (Fast Evalution of Mobility, Balance and Fear)	18	
	入院患者	Morse Fall Scale	6	
運動機能を実測する	筋力	握力	1	
		徒手筋力検査	1～8	
		等尺性下肢筋力検査	2	○
	基本動作	歩行速度	1	
		最大1歩幅 (cm, 歩幅／下肢長)	1	○
		踏み台昇降	1	○
		椅子からの立ち上がり時間	1	
	総合動作	健脚度	3	
		B-POMA	9	
		SPPB (Short Physical Performance Battery)	3	
		Dynamic Gait Index (DGI)	8	
		PPA (Physical Profile Approach)	16	
	静的バランス	片脚立位	1	
		重心動揺計	1	○
	動的バランス	つぎ足歩行	1	
		Functional Reach	1	
		Timed Up and Gotest	1	

表2-8 -1　転倒スコア（Fall Risk Index-21）

			回数（　　　　回／年）
1)	過去1年に転んだことがありますか	（はい　いいえ）	回数（　　　　回／年）
2)	つまづくことはありますか	（はい　いいえ）	
3)	手すりにつかまらず，階段の昇り降りができますか	（はい　いいえ）	
4)	歩く速度が遅くなってきましたか	（はい　いいえ）	
5)	横断歩道を青のうちに渡りきれますか	（はい　いいえ）	
6)	1kmくらい続けて歩けますか	（はい　いいえ）	
7)	片脚で5秒くらい立ってられますか	（はい　いいえ）	
8)	杖を使っていますか	（はい　いいえ）	
9)	タオルを固く絞れますか	（はい　いいえ）	
10)	めまい，ふらつきがありますか	（はい　いいえ）	
11)	背中が丸くなってきましたか	（はい　いいえ）	
12)	膝が痛みますか	（はい　いいえ）	
13)	目が見えにくいですか	（はい　いいえ）	
14)	耳が聞こえにくいですか	（はい　いいえ）	
15)	物忘れが気になりますか	（はい　いいえ）	
16)	転ばないかと不安になりますか	（はい　いいえ）	
17)	毎日お薬を5種類以上飲んでいますか	（はい　いいえ）	
18)	家の中で歩くとき暗く感じますか	（はい　いいえ）	
19)	廊下，居間，玄関によけて通る物が置いてありますか	（はい　いいえ）	
20)	家の中に段差がありますか	（はい　いいえ）	
21)	階段を使わなくてはなりませんか	（はい　いいえ）	
22)	生活上，家の近くの急な坂道を歩きますか	（はい　いいえ）	

表2-8 -2　Fall Risk Index（FRI）

			点数
1)	過去1年に転んだことがありますか	はい	5
2)	歩く速度が遅くなったと思いますか	はい	2
3)	杖を使っていますか	はい	2
4)	背中が丸くなってきましたか	はい	2
5)	毎日お薬を5種類以上飲んでいますか	はい	2

カットオフ値6点で感度0.68，特異度0.70（地域在住高齢者）

　　ファンクショナルリーチ（Functional Reach：FR，表1-22，図2-47）とは，身体の柔軟性と同一支持基底面内の動的バランス能力をみるための評価です[19]．立位で足部は動か

すことなく，上肢を前方に水平挙上させ，できるだけ前方に手を伸ばしてリーチ距離を測定します．距離が長いほど動的バランス能力が高いと判断できます．また，柔軟性も高いことも知ることができます．FR のリーチ距離は若年成人と比較して 70 歳以上の高齢者は概ね 30％リーチ距離が低下します．そのため，対象者の年齢を考慮して計測された距離の意味を理解することが重要です．転倒リスクのカットオフ値として 25.4cm よりもリーチ距離が短い場合には転倒リスクが 8 倍となります．ただし，リーチ距離が良い検査成績であっても転倒リスクが全くないということではありません．転倒は複合要因で発生することを，十分に理解をしておくことが重要です．

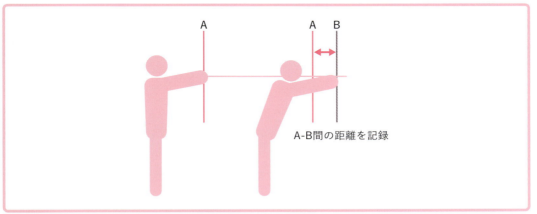

図2-47 ファンクショナルリーチ（Functional Reach：FR）

 ←Functional Reach Test（FRT）の解説動画はコチラ

　片脚立位テスト（One-Leg Standing Test）[20] は，特別な測定機器が不要であり大きなスペースを必要とせずに転倒リスクを評価することが可能であり，生活期の在宅におけるバランス機能評価では測定する機会が多いです（図2-48）．ただし，地域在住高齢者の中には非常にバランス能力が優れた人も多く，測定における天井効果が発生する可能性があるため，ここでは 60 秒を最大の測定時間とした方法を紹介します．カットオフ値は対象者の属性により異なりますが，15 秒未満は運動器不安定症の診断基準の一部として使用されます．また，20 秒未満の高齢者は運動機能障害のリスクが高いです[21]．

 ←片脚立位測定方法の解説動画はコチラ

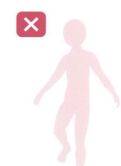

測定回数：2回もしくは1回

教示方法：「片脚で立っていられる時間を計ります」
「足を挙げる位置は前でも後ろでも構いません」
「できるだけ長く片脚で立っていてください」
「最大60秒間立っていただきます．両手は力を抜いて軽くおろしてください」

注意点：少し練習をしてから行います
検査者は対象者が転倒しそうになったらすぐに支えられる位置で測定します

図2-48 片脚立位テスト

歩行速度は簡便で有用な転倒リスク評価です．評価方法として，5m歩行や10mの直線歩行路が用いられます．どちらも前後に3mの予備路を設けて「いつも歩いている速さで歩いてください」と指示をします．2回計測して，速い値もしくは平均値をデータとして活用します．1.0m/秒未満になると転倒リスク[22]だけでなく，下肢障害[23]や死亡リスク[24]も上昇します．また，同様に1.0m/秒未満はサルコペニア判定の1つとして使用されています[11]．歩行路については，狭い測定スペースの場合に加速路2m，計測路2.4m，減速路2mの合計6.4mで計測する方法もあります．

歩行テスト中に100から7を連続で引くなどの二重課題を行うと歩行速度が遅くなることやその場で止まることがあります．このような高齢者は通常の歩行テストが良い値であっても転倒のリスクが高い状態です[25]．

←歩行テストの解説動画はコチラ

日常生活動作能力の評価

高齢期では，自立した生活機能を維持することが大変重要になります．生活の機能は大きく2つに分類され，基本的な「日常生活活動（Basic Activity of Daily Living：BADL）」と手段的な「日常生活活動（Instrumental Activity of Daily Living：IADL）」があります．BADL，IADLともに詳細な評価を行い，理学療法効果を定量的に検証するための指標として有効です．また，BADL，IADLの各評価尺度は長所短所を十分理解して実施することが肝要です．

BADLを評価尺度でアセスメントすることは，基本的な日常生活動作の中における自立を阻害している要因を明確化・数値化することとなります．評価尺度として，国内外で多く使用され臨床において使用頻度が高いBarthel Index（BI），Functional Independence measure（FIM）（表1-36），Katz Indexを詳しく紹介します．

BI[26] は，対象者の各項目に対する遂行能力を客観評価するため「できる ADL」を評価します．そのため，「している ADL」に基づいていないことを十分に理解した上で評価の分析をする必要性があります．臨床では，この取り扱いについて混同されていることが多いため気を付けて評価しましょう（表2-9）．

評価の方法は，観察と聞き取りで行います．評価項目は，食事，移乗，整容，トイレ動作，入浴，歩行，階段昇降，着替え，排尿・排便コントロールの 10 項目で，各項目内の得点は移乗と歩行は 4 段階の 15 点，10 点，5 点，0 点，整容と入浴は 2 段階の 5 点，0 点，その他の 6 項目は 3 段階の 10 点，5 点，0 点が配点されています．得点が高いほど「できる ADL」の自立度が高く，合計 100 点が最大得点となります．

Functional Independence Measure（FIM）は，1983 年に開発された ADL 評価尺度で現在は国内で日本語版のバージョン 3.0 が最も新しいツールです[27]．なお，この評価は介護負担に着目した評価尺度となっています．また，評価する ADL は「している ADL」であるため，実際に患者が行っている生活機能を数値化することが可能な評価方法です．BADL 評価の中で最も信頼性や妥当性があるとされます．評価項目は，運動 13 項目と認知 5 項目の計 18 項目から構成され，評価者も専門職である必要はありません．自立については「完全自立」と「修正自立」に分けられ，介助についても介助量に応じて「監視（見守り）」「最小介助」「中等度介助」「最大介助」「全介助」の 5 段階に分類されます．

得点は最低で 18 点から最高は 126 点であり，点数が高いほど BADL の自立度が高いことを示します（表2-9，表2-10-1，表2-10-2）．FIM は BI と異なり，評価が 1〜7 点と点数の幅があるため BADL の変化を捉えやすいというメリットがあります．さらに，「している ADL」を実際生活場面で評価するため，必要な介助量が正確に把握することが可能です．デメリットとして，評価項目が 18 項目と多く，評価にかかる時間が長いこと，点数の判定に一定の知識を有している必要が挙げられます．

表2-9 機能的評価：Barthel Index（バーセルインデックス）

	項目	点数	状態
1	食事	10点	自立，自助具などの装着可，標準的時間内に食べ終える
		5点	部分介助（例えば，おかずを切って細かくしてもらう）
		0点	全介助
2	車椅子からベッドへの移動	15点	自立，ブレーキ，フットレストの操作も含む（非行自立も含む）
		10点	軽度の部分介助または監視を要する
		5点	座ることは可能であるがほぼ全介助
		0点	全介助または不可能
3	整容	5点	自立（洗面，整髪，歯磨き，ひげ剃り）
		0点	部分介助または不可能
4	トイレ動作	10点	自立（衣服の操作，後始末を含む，ポータブル便器などを使用している場合はその洗浄も含む）
		5点	部分介助，体を支える，衣服，後始末に介助を要する
		0点	全介助または不可能
5	入浴	5点	自立
		0点	部分介助または不可能
6	歩行	15点	45 m 以上の歩行，補装具（車椅子，歩行器は除く）の使用の有無は問わず
		10点	45 m 以上の介助歩行，歩行器の使用を含む
		5点	歩行不能の場合，車椅子にて 45 m 以上の操作可能
		0点	上記以外
7	階段昇降	10点	自立，手すりなどの使用の有無は問わない
		5点	介助または監視を要する
		0点	不能
8	着替え	10点	自立，靴，ファスナー，装具の着脱を含む
		5点	部分介助，標準的な時間内，半分以上は自分で行える
		0点	上記以外
9	排便コントロール	10点	失禁なし，浣腸，坐薬の取り扱いも可能
		5点	時に失禁あり，浣腸，坐薬の取り扱いに介助を要する者も含む
		0点	上記以外
10	排尿コントロール	10点	失禁なし，収尿器の取り扱いも可能
		5点	時に失禁あり，収尿器の取り扱いに介助を要する者も含む
		0点	上記以外
	満点	100点	ADL 自立カットオフ値 60点（Granger）

表 2−10-1　FIM 各項目と配点

項目		点数
セルフケア	食事	1〜7点
	整容	1〜7点
	清拭	1〜7点
	更衣（上半身）	1〜7点
	更衣（下半身）	1〜7点
	トイレ	1〜7点
排泄	排尿コントロール	1〜7点
	排便コントロール	1〜7点
移乗	ベッド，椅子，車椅子	1〜7点
	トイレ	1〜7点
	浴槽，シャワー	1〜7点
移動	歩行，車椅子	1〜7点
	階段	1〜7点
コミュニケーション	理解（聴覚，視覚）	1〜7点
	表出（音声，非音声）	1〜7点
社会認識	社会的交流	1〜7点
	問題解決	1〜7点
	記憶	1〜7点
合計		18〜126点

表 2−10-2　FIM 採点時の基準

	点数	介助量
自立	7	完全自立
	6	修正自立
介助	5	見守り・準備・指示・促しが必要
	4	75％以上自分で実施
	3	50％以上75％未満は自分で実施
	2	25％以上50％未満は自分で実施
	1	25％未満しか自分で実施しない，もしくは全介助

IADL は，評価する項目の内容が家屋内の動作よりも，より広い生活空間や社会的な活動を想定していることが特徴です．また，IADL は居住している地域の特徴，文化や習慣，個人に大きな影響を受けることが知られています．Lawton IADL[28]（表2-11）は，1969 年に開発され，「電話の使用」「買い物」「食事の支度」「家事」「洗濯」「交通手段」「服薬」「家計管理」の 8 項目で構成されます．原典では，男女で評価に取り込まれる項目が異なり，男性では「食事の支度」「家事」「洗濯」は評価項目に含まれないという特徴があります．しかしながら，男女共同参画社会の現代では，男性も女性と同じ 8 項目評価とする方が実際の IADL を評価できます．各項目は「可能」が 1 点，「不可能」か「一部可能」で 0 点として点数化されます．評価の所要時間は概ね 10 分程度です．デメリットとして，実際の場面を評価するのではなく自己申告に基づく評価となるため過大・過小評価となる可能性があります．また，点数の増減幅が小さいことから細かな IADL 能力の変化はわかりません．

表2-11　Lawton の IADL

項目	男性	女性
A. 電話の使用		
1．自分から電話をかける（電話帳を調べたり，ダイヤル番号を回すなど）	1	1
2．2，3 のよく知っている番号をかける	1	1
3．電話を受けるが，自分からはかけない	1	1
4．電話を全く使用しない	0	0
B. 買い物		
1．すべての買い物を 1 人で行う	1	1
2．小さな買い物は 1 人で行う	0	0
3．すべての買い物に付き添いを要する	0	0
4．買い物は全くできない	0	0
C. 食事の支度		
1．献立，調理，配膳を適切に 1 人で行う		1
2．材料があれば適切に調理を行う		0
3．調理済食品を温めて配膳する．また調理するが栄養的配慮が不十分		0
4．調理，配膳を他者にしてもらう必要がある		0
D. 家事		
1．自分で家屋を維持する．または重度作業のみ時々援助を要する		1
2．皿洗い，ベッドメイキング程度の軽い作業を行う		1
3．軽い作業を行うが十分な清潔さを維持できない		1

4．すべての家屋維持作業に援助を要する		1
5．家屋維持作業には全く関わらない		0
E. 洗濯		
1．自分の洗濯は自分で行う		1
2．靴下程度の小さなものは自分で行う		1
3．すべて他人にしてもらう		0
F. 交通手段		
1．1人で公共交通機関を利用する．または自動車を運転する．	1	1
2．タクシーを利用し，他の公共交通機関を使用しない	1	1
3．介護者または道連れがいるときに公共交通機関を利用する	1	1
4．介護者つきでのタクシーまたは自動車の利用に限られる	0	0
5．全く利用しない	0	0
G. 服薬		
1．適正量，適正時間の服薬を責任をもって行う	1	1
2．前もって分包して与えられれば正しく服薬する	0	0
3．自分の服薬の責任をとれない	0	0
H. 家計管理		
1．家計管理を自立して行う（予算，小切手書き，借金返済，請求書支払い，銀行へ行くこと）	1	1
2．日用品の購入はするが，銀行関連，大きなものの購入に関しては援助を要する	1	1
3．貨幣を扱うことができない	0	0

　基本チェックリスト[29]は，生活機能を全般的に評価する25項目のリストで，国内で非常によく用いられています（表2-13）．主な目的は，生活機能が低下した要支援・要介護状態に陥る恐れのある対象者を早期に把握することです．身体的フレイルリスクの評価にも利用されています．総得点は最高で25点，最低で0点で，高いほど要支援・要介護リスクが高いとされます．評価項目はIADL3項目，社会活動4項目，運動機能5項目，栄養2項目，口腔機能3項目，認知機能3項目，うつ5項目の計25項目で構成されています．身体的フレイルの判定として，合計点が4～7点はプレフレイル，8点以上はフレイルとされます．簡便で5分程度の自己評価が可能です．

表2-13 基本チェックリスト

記入日： 年 月 日（ ）

氏名		住所		生年月日	
希望するサービス内容					

No.	質問項目	回答：いずれかに○をお付けください	
1	バスや電車で1人で外出していますか	0. はい	1. いいえ
2	日用品の買い物をしていますか	0. はい	1. いいえ
3	預貯金の出し入れをしていますか	0. はい	1. いいえ
4	友人の家を訪ねていますか	0. はい	1. いいえ
5	家族や友人の相談にのっていますか	0. はい	1. いいえ
6	階段を手すりや壁をつたわらずに昇っていますか	0. はい	1. いいえ
7	椅子に座った状態から何もつかまらずに立ち上がっていますか	0. はい	1. いいえ
8	15分くらい続けて歩いていますか	0. はい	1. いいえ
9	この1年間に転んだことがありますか	1. はい	0. いいえ
10	転倒に対する不安は大きいですか	1. はい	0. いいえ
11	6か月間で2～3kg以上の体重減少がありましたか	1. はい	0. いいえ
12	身長　　cm　体重　　kg（BMI＝　　　）（注）		
13	半年前に比べて固いものが食べにくくなりましたか	1. はい	0. いいえ
14	お茶や汁物などでむせることがありますか	1. はい	0. いいえ
15	口の渇きが気になりますか	1. はい	0. いいえ
16	週に1回以上は外出していますか	0. はい	1. いいえ
17	昨年と比べて外出の回数が減っていますか	1. はい	0. いいえ
18	周りの人から「いつも同じことを聞く」などの物忘れがあると言われますか	1. はい	0. いいえ
19	自分で電話番号を調べて，電話をかけることをしていますか	0. はい	1. いいえ
20	今日が何月何日かわからないときがありますか	1. はい	0. いいえ
21	（ここ2週間）毎日の生活に充実感がない	1. はい	0. いいえ
22	（ここ2週間）これまで楽しんでやれていたことが楽しめなくなった	1. はい	0. いいえ
23	（ここ2週間）以前は楽にできていたことが今はおっくうに感じられる	1. はい	0. いいえ
24	（ここ2週間）自分が役に立つ人間だと思えない	1. はい	0. いいえ
25	（ここ2週間）わけもなく疲れたような感じがする	1. はい	0. いいえ

（注）BMI＝体重（kg）÷身長（m）÷身長（m）が18.5未満の場合に該当とする

③ 検査結果と動作能力の照合

身体機能評価およびパフォーマンステストの結果を 表2-14 に示します.

表2-14 身体機能評価・パフォーマンステスト

FIM（点）	124
握力（kg）利き手	15.8
2.4m 歩行テスト（m / 秒）	0.9
FR（cm）	14.5
四肢骨格筋量指数（kg/m^2）	5.4
片脚立位（秒）右支持	15
片脚立位（秒）左支持	18
骨密度 Young Adult Mean（%）	68

Functional Independence Measure；FIM
Functional Reach test；FR

④ 統合と解釈

　本症例は，アルツハイマー型認知症を発症して在宅生活を継続している後期高齢女性です．老年症候群としてフレイル（虚弱）の徴候が複数確認されており，筋量・筋力の低下からサルコペニアとなっているだけでなく，骨粗鬆症も有症している症例です．

　医療機関に入院加療しているわけではありませんので，生活期では「患者」ではなく介護保険を利用する場合には「利用者」，社会的支援が必要な場合には「要援護者」と呼称しますので間違えないようにしましょう．本症例は日常生活動作がほぼ自立しており，FIM は記憶の項目が 2 点減点となるのみでした．ただし，現在ケア計画に盛り込まれているとおり，通所リハビリテーションサービスを週 2 回継続利用することは運動機能を維持改善するだけでなく，外出機会を確保するために重要な役割を果たします．そのため，FIM 得点が自立に近いからといって介護保険サービスを利用しなくてもよいと解釈しないことです．また，通所リハビリテーション（デイケア）と通所介護サービス（デイサービス）は非常に名称が類似していますが，利用目的やサービス内容が異なります（ 表2-15 ）．

表2-15　通所リハビリテーションと通所介護の比較

	通所介護	通所リハビリテーション
利用目的	自立した日常生活を送るための支援を受ける	医師の指示のもと，リハビリを通じた身体機能の維持や回復を図る
対象者	要介護者（要支援1・2の方は利用不可）	要支援1～2，または要介護1～5の人（医師の指示書が必要）
サービス	食事や入浴，排泄などの生活支援がメイン	専門的なリハビリや健康管理などの医療的サポートがメイン
人員体制	看護・介護職員・生活相談員など	医師・看護・介護職員・理学・作業療法士

　筋量や筋力を改善するためには，通所リハビリテーションを利用していない非利用日の中で，どのように運動機会を作るかという点が非常に重要となります．そのため，家族と連携して簡単な運動プログラムを毎日促すように支援の協力を依頼してもよいでしょう．ノートを活用してプログラムを実施した日を記憶するなど運動だけでなく，記録することを日課にすることもよいでしょう．ただし，在宅介護では家族は継続的な介護に疲弊している場合や本人との関係性に悩んでいることがあります．そのため，家族の精神心理的な状況の把握にも努めながら，レスパイトケア※3の提案もできるように療法士は配慮しましょう．

　アルツハイマー型認知症は進行性ですので，在宅介護の限界が想定されます．どのような介護支援があれば在宅生活を継続できるか，その反対にどのような状態になれば専門的な介護施設への入所を行うかという点は，本人・家族と十分に情報共有を行うことが重要です．BADL（Basic Activity of Daily Living）の自立度が低下すると在宅生活が困難になりやすいため，特に理学療法の中心的評価を行う必要性があります．

　運動プログラムや日課について，運動の必要性や継続の重要性を理解することが困難な場合が想定されます．そのため，回数を数えて実施するだけの単調な運動ではなく，音楽やリズムを活用するような楽しみの要素がある運動プログラムを立案して実施することが推奨されます．本症例ではサルコペニア・骨粗鬆症を既往歴に有していますが，この2つの疾患はどちらも痛みなど症状がなく進行していくことが特徴です．運動を継続することで改善が期待できる疾患でもあります．いかに動機付けをしていくか，理学療法士のプログラム立案の手腕が問われます．本人が昔やっていた趣味やスポーツなどからヒントを得て運動内容を考えることも，楽しみながら実施する運動としてよいかもしれません．

❺ 目標設定と問題点の抽出

　通所リハビリテーション，在宅生活ともに生活期では疾患を長期間有しているので，機能障

3　レスパイトケア：介護にあたる家族が一時的に介護から解放されるよう，代理の機関や公的サービスなどが一時的に介護などを行うことで，家族と本人がリフレッシュできる期間を作る様々な支援サービスのこと．

害の改善を中心にすることはありません．機能障害・活動制限がある状態であっても，現在の日常生活動作をいかにして維持するかという視点が非常に重要となります．特に問題点として，サルコペニアと骨粗鬆症があるため筋量・筋力低下による易転倒性（転びやすい状態）が増加し，脆弱性骨折を発生するリスクが高まっています．転倒リスクを低減する取り組みを自宅で行う必要があります．また，本症例はアルツハイマー型認知症があることから，認知症の周辺症状が悪化しないよう生活面の観察が重要となります．

❻ 介入と運動プログラム

介入の大きな視点として，サービス利用中のプログラムと非利用日の在宅におけるプログラムの2つを検討立案しなければならないことです．また，複雑すぎる運動課題は継続率が低下する要因ともなりますので，対象者に合わせて調整をしましょう．

＜通所リハビリテーション例＞

個別の運動療法：ストレッチング　バランストレーニング　筋力増強トレーニング

集団体操：　　　ラジオ体操など

日課：　　　　　フロア歩行練習　クロスワード　クイズ問題集

＜在宅におけるプログラム例＞

運動療法　　　　屋外歩行（20分程度）

　　　　　　　　立ち上がり練習（20回×2セット）

　　　　　　　　片脚立位練習（30秒×左右）※手すり使用

日常生活場面　　洗濯物たたみ

　　　　　　　　調理補助

　　　　　　　　居室清掃

　　　　　　　　老人会や通いの場への出席促進

参考文献

1) 「認知症疾患診療ガイドライン」作成委員会．第6章アルツハイマー型認知症．認知症疾患診療ガイドライン．2017; 1: 204-236.
2) Mathias JL, et al. Cognitive functioning in Alzheimer's and vascular dementia: a meta-analysis. Neuropsychology. 2009; 23: 411-423.
3) Lyketsos CG, et al. Mental and behavioral disturbances in dementia: findings from the Cache County Study on Memory in Aging. Am J Psychiatry. 2000;157: 708-714.
4) Aalten P, et al. Neuropsychiatric syndromes in dementia. Results from the European Alzheimer Disease Consortium: part I. Dement Geriatr Cogn Disord. 2007; 24: 457-463.
5) Dubois B, et al. Donepezil decreases annual rate of hippocampal atrophy in suspected prodromal Alzheimer's disease. Alzheimers Dement. 2015; 11: 1041-1049.
6) Wang L, et al. Donepezil treatment and changes in hippocampal structure in very mild Alzheimer disease. Arch Neurol. 2010; 67: 99-106.
7) Forbes D, et al. Exercise programs for people with dementia. Cochrane Database Syst Rev. 2015; 2015: Cd006489.

8） NIH Consensus Development Panel on Osteoporosis Prevention, Diagnosis, and Therapy. Osteoporosis prevention, diagnosis, and therapy. Jama. 2001; 285: 785-795.

9） Yoshimura N, et al. Cohort profile: research on Osteoarthritis/Osteoporosis Against Disability study. Int J Epidemiol. 2010; 39: 988-995.

10） Zaidi M, et al. Bone loss or lost bone: rationale and recommendations for the diagnosis and treatment of early postmenopausal bone loss. Curr Osteoporos Rep. 2009; 7: 118-126.

11） Chen LK, et al. Asian Working Group for Sarcopenia: 2019 Consensus Update on Sarcopenia Diagnosis and Treatment. J Am Med Dir Assoc. 2020; 21: 300-307.e2.

12） Yoshida D, et al. Using two different algorithms to determine the prevalence of sarcopenia. Geriatr Gerontol Int. 2014; 14(Suppl 1): 46-51.

13） Yoshimura N, et al. Is osteoporosis a predictor for future sarcopenia or vice versa? Four-year observations between the second and third ROAD study surveys. Osteoporos Int. 2017; 28: 189-199.

14） Rubio-Maicas C, et al. Prevalence of sarcopenia in a media and long stay Unit. Rev Clin Esp (Barc). 2014; 214: 303-308.

15） Rodrigues F, et al. A review on aging, sarcopenia, falls, and resistance training in community-dwelling older adults. Int J Environ Res Public Health. 2022; 19.

16） Locquet M, et al. Bone health assessment in older people with or without muscle health impairment. Osteoporos Int. 2018; 29: 1057-1067.

17） Spira D, et al. Association of low lean mass with frailty and physical performance: A comparison between two operational definitions of sarcopenia-data from the Berlin Aging Study II (BASE-II). J Gerontol A Biol Sci Med Sci. 2015; 70: 779-784.

18） 鳥羽 研, 他. 転倒リスク予測のための「転倒スコア」の開発と妥当性の検証. 日老医誌. 2005; 42: 346-352.

19） Bennie SD, et al. Measurements of balance: Comparison of the timed "Up and Go" test and functional reach test with the Berg balance scale. Journal of Physical Therapy Science. 2003; 15: 93-97.

20） Bohannon RW, et al. Decrease in timed balance test scores with aging. Phys Ther. 1984; 64: 1067-1070.

21） Kita K, et al. A simple protocol for preventing falls and fractures in elderly individuals with musculoskeletal disease. Osteoporos Int. 2007; 18: 611-619.

22） Kyrdalen IL, et al. Associations between gait speed and well-known fall risk factors among community-dwelling older adults. Physiother Res Int. 2019; 24: e1743.

23） Cesari M, et al. Added value of physical performance measures in predicting adverse health-related events: results from the Health, Aging And Body Composition Study. J Am Geriatr Soc. 2009; 57: 251-259.

24） Studenski S, et al. Gait speed and survival in older adults. Jama. 2011; 305: 50-58.

25） Lundin-Olsson L, et al. "Stops walking when talking" as a predictor of falls in elderly people. Lancet. 1997; 349: 617.

26） Mahoney FI, et al. Functional evaluation: The Barthel index. Md State Med J. 1965; 14: 61-65.

27） Uniform Data System for Medical R, Center for Functional Assessment R. Guide for the Uniform Data Set for medical rehabilitation : (including the FIM instrument), Version 5.1. Buffalo, NY: State University of New York at Buffalo Buffalo, NY; 1997.

28） Lawton MP, et al. Assessment of older people: self-maintaining and instrumental activities of daily living. Gerontologist. 1969; 9: 179-186.

29） Satake S, et al. Validity of the Kihon Checklist for assessing frailty status. Geriatr Gerontol Int. 2016; 16: 709-715.

索引

欧文・数字

ADL 動作の構成要素 10
Barthel Index（バーセルインデックス）......180
Berg's Balance Scale（BBS）......52
blood urea nitrogen（BUN）......8
BNP（脳性ナトリウム利尿ペプチド）
......7, 155, 163
Borg scale 66, 139, 145, 153, 160, 164
BPSD（Behavioraland Psychological
Symptoms of Dememtia）......170
Burke Lateropulsion Scale（BLS）......49, 119
Clinical Frailty Scale（CFS, 臨床虚弱尺度）
......68, 146, 147
CO_2 ナルコーシス 142
COPD 67, 140, 142, 145
creatinine（CRE）......8
CRP 101
D-dimer 101
deep vein thrombosis（DVT）......87
Diagnostic and Statistical Manual of Mental
Disorders-5（DSM-5）......171
Double knee action 106
Dynamic Gait Index（DGI）......55, 175
estimated glomerular filtration rate（eGFR）...8
Fall Risk Index（FRI）......174, 176
Fall Risk Index-21 176
Feedback 80
FITT の方式（frequency-intensity-time-type）
......79
FMA（Fugl mayer assessment）......122
Functional Balance Scale（FBS）......52
Functional Independence Measure（FIM）
......69, 178
Functional Reach 175
Functional Reach Test（FRT）......51
GFR 163
Glasgow Coma Scale（GCS）......45, 118

Hasegawa Dementia Scale-Revised
（HDS-R）......118
Hb 163
$HCO_3{}^-$ 8
IADL 182, 183
ICF フレームワーク化 76
Japan Coma Scale（JCS）......46, 112
Japanese version of Montreal Cognitive
Assessment（MoCA-J）......171
JKOM 104
K^+ イオン 8
Kellgren-Laurence（ケルグレンローレンス）
分類（K-L 分類）......98
Knowledge of performance（KP）......81
Knowledge of results（KR）......81
Lawton IADL 182
Mini-Mental State Examination（MMSE）...171
mMRC（Modified Medical Research Council
Dyspnea Scale）......67, 140
Multi-Directional Reach Test（MDRT）......51
National Institutes of Health Stroke Scale
（NIHSS）......62, 112, 122
NRS 91
NYHA の分類 66
$PaCO_2$ 8
PaO_2 ......7, 8
performance 検査 42
pH 8
Pusher 49, 50
pusher 現象 48, 117, 119, 120, 121
RICE 100
role function 16
Scale for Contraversive Pushing（SCP）
......48, 118
Short Physical Performance Battery（SPPB）
......57, 163
SpO_2 ......141, 144, 145
SpO_2（％）......164

SPPB（Short Physical Performance Battery）
————————————————————175
Stroke Impairment Assessment Set（SIAS）
————————————58, 61, 118, 135
Timed Up and Go Test（TUG）——51, 91, 175
TKA————————————————99
Toe clearance————————103, 106
Trail Making Test（TMT）————65, 118
Trunk Control Test（TCT）————50
2重課題————————————80
5回立ち上がりテスト————————91
6分間歩行————————————65

和文

あ行

アルツハイマー型認知症————————170
安住性————————————20, 40
安全性————————————20, 40
安定性————————————20, 40
安楽性————————————20, 40
息切れの評価法————————67
意識障害————————————45, 46
以前の活動状況————————15, 16, 71
一秒率————————————140
逸脱動作————————————17
医療面接————————————19
インスリン————————————140
ウィルヒョー（Virchow）の3徴————101
運動学習————————————79
運動学習ステージ————————80
運動スキル————————————80
易転倒性————————————51
易転倒性評価————————175
炎症————————————101

か行

介助量————————————23
改善すべき基本動作————18, 20, 71

改定長谷川式知能評価スケール（Hasegawa's
Dementia Scale-Revised：HDS-R）————171
外的フィードバック————————81
回復期————————————125
拡散————————————141
活動制限————————17, 19, 42, 71
合併症の予防————————114
過度な足関節底屈————36, 37, 38
過度な足関節背屈————————37
過度な股関節外転/外旋————31, 32
過度な股関節屈曲————————30
過度な骨盤後方回旋————————29
過度な骨盤前傾————————28
過度な体幹後傾————————27
過度な体幹前傾————————26
過度な体幹側方傾斜————27, 28
過度な膝関節屈曲————33, 34
換気————————————141
換気血流比不均衡————142, 149
環境因子————————————16
冠動脈造影検査
（coronary angiography：CAG）————155
帰結（outcomes）————————75
機能障害————————————42, 71
機能性————————————20, 40
機能的制限（functional limitation）42, 44, 71
基本チェックリスト————183, 184
基本動作————————17, 20, 42
基本動作障害————————71
急速破壊型股関節症————————85
クリニカルシナリオ（CS）————154
クレアチニン————————8
軽介助————————————23
経皮的動脈血酸素飽和度————7
血圧————————————128
血圧管理————————113, 114, 129
結果の知識————————81
血流————————————141
嫌気性代謝閾値（AT）————160, 166
現在の活動状況————————71
検査測定————————42, 70

検査測定のリフレクションポイント………70	障壁…………………………………16
更衣動作……………………10, 13, 14	情報収集…………………………3, 9
高血圧治療ガイドライン2019………129	踵離地高の低下………………………38
高血糖…………………………………140	踵離地の欠如…………………………38
股関節の屈曲制限………………………30	踵離地の早期化………………………38
呼吸困難………………………………138	食事動作…………………10, 11, 12
呼吸困難感……………………………139	自立度…………………………………20
呼吸不全……………………6, 8, 140	人工股関節全置換術（THA）………84
個人因子………………………………16	人工膝関節全置換術（TKA）………97
骨強度の低下要因……………………172	心臓超音波検査（エコー検査）……156
骨粗鬆症………………………………172	心電図…………………………………158
骨盤挙上………………………………28	心肺運動負荷試験（cardiopulmonary exercise
骨密度…………………………………172	testing：CPX）……………160
	心拍出量………………………………166
	深部静脈血栓症（deep vein thrombosis：

さ行

	DVT）……………………87, 101
細小血管障害…………………………140	心不全………………5, 7, 153, 154, 159
最大酸素摂取量………………………159	腎不全……………………………6, 8, 161
左室駆出率（%）………7, 155, 156, 163	心不全の重症度分類……………………66
サルコペニア…………………173, 174	錐体路…………………………………127
サルコペニア診断基準………………173	錐体路障害……………………………112
支援力…………………………………16	推定糸球体濾過値………………………8
自覚的姿勢的垂直判断（SPV）…117, 118, 120	頭蓋内圧亢進の症状…………………113
自覚的負荷……………………………164	自動調節能……………………………113, 114
糸球体ろ過率	スクリーニング………………………16
（Glomerular Filtration Rate：GFR）…157	ステッピング…………………………24
支持基底面………………21, 22, 24	静的姿勢保持…………………………21
視床出血………………………………113	静的立位保持…………………………22
システムレビュー……………………16	整容動作…………………10, 12, 13
姿勢制御………………………………121	全介助…………………………………23
姿勢保持能力…………………………21	全身状態の把握…………………………6
実用性……………………………20, 40	前足部接地………………………36, 37
自動ステージ（autonomous stage）…79, 80	足趾のひきずり………………………39
自動調節能…………………113, 114	足底接地…………………………36, 37
周術期の合併症………………………87	
重心…………………………………21	
重炭酸イオン…………………………8	

た行

周辺症状………………………………171	体幹機能………………………………50
障害像の把握…………………………19	対側下肢の伸びあがり…………………39
上縦束…………………………………117	対側下肢の膝関節屈曲…………………36
症状（symptom）……………4, 44	耐容能…………………………………65
	立ち上がり動作………………………20

脱臼肢位	86
短期目標	71
単脚支持期	41
単脚支持時間	130
注意障害	65
中等度介助	23
治療介入	81
治療介入プログラム	78
治療計画	77
治療プログラム立案のリフレクションポイント	81
通所介護	186
通所リハビリテーション	186
低血糖	141
低血糖症状	141
低酸素血症の要因	141
転倒	57
転倒スコア（Fall Risk Index-21：FRI-21)	174
転倒発生率	174
トイレ動作	10, 14, 15
統合と解釈	71, 74
統合と解釈の流れ	72
動作観察	20
動作水準	20
動作分析	20
透析	158
動的姿勢保持	21
動的バランス検査	51
動的立位保持	24
糖尿病	140
糖尿病ケトアシドーシス	140
糖尿病神経障害	140
糖尿病腎症	140
糖尿病網膜症	140
動脈血酸素分圧	7, 8
トレーニングの原理・原則	78

な行

内的フィードバック	80
内包	112, 118, 126, 127

日本版変形性膝関節症患者機能評価表（JKOM)	101
入浴動作	10, 15
尿素窒素	8
認知症	47
認知ステージ（cognitive stage)	79, 80
脳血管障害	110, 125
脳出血における CT 分類	113
脳性ナトリウム利尿ペプチド	7
脳卒中	6, 62, 65

は行

肺血栓塞栓症	87
パスレトラクト	31
長谷川式簡易知能評価スケール（HDS-R)	47
パテラセッティング	108, 109
パフォーマンスの知識	81
半側空間無視	112, 117, 120
被殻出血	110, 111, 113, 125, 126
膝過伸展	35
膝関節伸展スラスト	35
膝関節の屈曲制限	33
皮質脊髄路	118, 126
非侵襲的陽圧呼吸管理（non-invasive positive pressure ventilation：NPPV)	154
ヒュージョーンズ（Hugh-Jones）の分類	67
評価プロセス	3
病態生理	4, 5
貧血	101
ファンクショナルリーチ（Functional Reach：FR)	176, 177
フィードバック	80
フーバー徴候（Hoover's sign)	145, 146
フットスラップ	36
フレイル	183
分時換気量	166
ヘモグロビン（Hb)	101
ペルビックハイク	28
片脚立位テスト（One-Leg Standing Test)	177

変形性膝関節症（Knee Osteoarthritis：
　膝OA）　97, 98, 99
歩行　40
歩行動作　24
歩行動作の観察　39
歩行分析チェックリスト　25
歩行補助具の考え方　105

ま行

慢性腎臓病　157
慢性閉塞性肺疾患（Chronic Obstructive
　Pulmonary Disease：COPD）　138
無気肺　142
ムンテラ　8
目標（goals）　75
目標設定　75, 77
目標設定の5要素　77
問題点抽出　75, 77

や行

役割機能　16
腰椎変性側弯症　85
予後　71, 73

ら行

リスク管理　6
リフィーディング症候群　143
リフレクションポイント
　9, 19, 70, 74, 77, 81
連合ステージ（associated stage）　79, 80

プロフィール

監修者

上杉雅之　うえすぎまさゆき
神戸国際大学リハビリテーション学部理学療法学科

1988 年　行岡医学技術専門学校（現・大阪行岡医療大学）卒業
1988 年　高槻市立療育園勤務
2001 年　佛教大学社会学部卒業
2006 年　神戸大学大学院博士課程前期課程修了
2009 年　神戸大学大学院博士課程後期課程修了
2009 年〜神戸国際大学リハビリテーション学部理学療法学科教授

　著者は「イラストでわかる小児理学療法」「イラストでわかる人間発達学」「イラストでわかる発達障害の作業療法」「理学療法士のためのウィメンズ・ヘルス運動療法」「99 の Web 動画付き　イラストでわかる小児理学療法学演習」「イラストでわかる物理療法」「PT OT 入門　イラストでわかる内部障害」「PT OT 入門　イラストでわかる評価学」「PT 入門　イラストでわかる理学療法概論」「PT 入門　イラストでわかる運動器障害理学療法」「イラストでわかる装具療法」「イラストでわかる義肢療法」「動画でイメージ　理学療法はじめての臨床実習」など．モットーは「他人にやさしく，自分にもやさしく」．趣味は「知らない人と一緒に回る一人ゴルフ」（笑）．

編集者

西守隆　にしもりたかし
関西医療学園専門学校理学療法学科

1996 年　関西医療学園専門学校卒業
1996 年　医療法人宝生会 PL 病院リハビリテーション科勤務
2001 年　関西医療学園専門学校理学療法学科勤務
2005 年　大阪体育大学大学院博士課程前期課程修了
2013 年　大阪体育大学大学院博士課程後期課程修了
2017 年〜関西医療学園専門学校理学療法学科長

　起き上がる，立つ，歩く，走るといった人間の基本的な動作について，理に適った方法とは何か？その本質的な働きは何かを興味を持って勉強しています．理学療法士として患者様の動作を理解することが大切なスキルとなります．それに関連する著書は，「動作のメカニズムがよくわかる実践！動作分析 第 2 版 web 動画付き」です．また患者様の障害をどのように捉えていくか，それは理学療法士としての専門知識と，患者様を尊重し，その人の人生の一旦に関わりを持つという責任感が必要です．それに関連する著書は，「統合と解釈がよくわかる　実践！理学療法評価学」です．最後に，この度，株式会社金芳堂より出版される「WEB 動画も活用してスッキリ整理！　理学療法のプロセスと臨床推論」は，理学療法士の実習の手引きのように，読めば，やる気！ヒラメキ！読者感激！になることでしょう．著者のモットーは「よく学べ，よく遊べ」です．プライベートは，夫婦でキャンプに行きますが，二十歳過ぎた子供たちも参加してくれるのがうれしいと感じています．

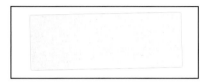

※パスワードはシール下に記載されておりますので剥がしてご使用ください

WEB動画も活用してスッキリ整理！
理学療法のプロセスと臨床推論

2024年9月26日　第1版第1刷 ©

監 修 者	上杉雅之	UESUGI, Masayuki
編 集 者	西守　隆	NISHIMORI, Takashi
発 行 者	宇山閑文	
発 行 所	株式会社金芳堂	
	〒606-8425 京都市左京区鹿ケ谷西寺ノ前町34番地	
	振替　01030-1-15605	
	電話　075-751-1111（代）	
	https://www.kinpodo-pub.co.jp/	
組版・装丁	naji design	
印刷・製本	シナノ書籍印刷株式会社	

落丁・乱丁本は直接小社へお送りください．お取替え致します．

Printed in Japan
ISBN978-4-7653-2008-5

JCOPY ＜(社)出版者著作権管理機構 委託出版物＞

本書の無断複写は著作権法上での例外を除き禁じられています．複写される場合は，そのつど事前に，(社)出版者著作権管理機構（電話 03-5244-5088，FAX 03-5244-5089，e-mail：info@jcopy.or.jp）の許諾を得てください．

●本書のコピー，スキャン，デジタル化等の無断複製は著作権法上での例外を除き禁じられています．本書を代行業者等の第三者に依頼してスキャンやデジタル化することは，たとえ個人や家庭内の利用でも著作権法違反です．